Die pneumatische
und
Inhalations-Behandlung

Mit 27 Abbildungen im Text

von

Dr. med. KARL HESS
Arzt in Bad-Nauheim

Verlag von Alfred Töpelmann
(vormals J. Ricker) · Gießen · 1908

Druck von C. G. Röder G. m. b. H., Leipzig.

Inhalt.

Einleitung.

Die für die Erhaltung unseres Lebens wichtigste Substanz ist die Luft, die uns umgibt, und die wir atmen. Während alle anderen für unsere Existenz unbedingt erforderlichen Stoffe, wie Speise und Trank, vorübergehend entbehrt werden können, darf uns die Luftzufuhr höchstens für eine ganz geringe Zeitspanne abgeschnitten werden, wenn nicht das Leben erlöschen soll. Von ihrer Zusammensetzung und Reinheit hängt unsere Gesundheit und unser Behagen in hohem Maße ab, und Änderungen ihrer Zusammensetzung, ihrer Temperatur, ihres Feuchtigkeitsgehalts, ihres barometrischen Druckes, wie auch etwaige andersartige Beimengungen sind imstande, unser Befinden wesentlich zu beeinflussen.

Die Luft umspült den ganzen Körper und wirkt so zunächst auf die äußere Haut in mannigfacher Weise. Darauf soll indes im folgenden nicht eingegangen werden. Uns geläufiger und vielleicht auch bedeutungsvoller ist die Rolle, welche die Luft in ihrer Beziehung zu den Atmungsorganen spielt. Die Atmung steht aber wieder in enger Beziehung zur Herztätigkeit und zu den Kreislaufbewegungen des Blutes, und folglich müssen Änderungen in der Beschaffenheit der Atmungsluft auch Einwirkungen auf das Kreislaufsystem ausüben können, damit zugleich auch auf den davon abhängigen Stoffwechsel und mittelbar auf die Tätigkeit der Muskeln und Nerven.

Bekanntlich enthalten 100 Teile Luft 78,8 Teile Stickstoff und Argon, 20,7 Teile Sauerstoff, 0,47 Teile Wasserdampf und 0,03 Teile Kohlensäure. Daneben kommen vielfach geringe Mengen Ammoniak, Salpetersäure und salpetrige Säure vor, ferner Ozon, Wasserstoffsuperoxyd, verunreinigende Gase, Staubteilchen und Organismen, welche als fremde Beimischungen anzusehen sind und häufig die Ursachen von Erkrankungen werden können.

Die Menge der täglich eingeatmeten Luft ist sehr bedeutend und beträgt in 24 Stunden etwa 9 cbm = 11,6 kg. Dieses Quantum wird für gewöhnlich nicht ganz zur Deckung des erforderlichen Sauerstoffbedarfs benutzt, sondern wir atmen im allgemeinen nicht unerheblich mehr Luft ein, als das Sauerstoffbedürfnis des Körpers erfordert (sogenanntes Luxusatmen). Der wirkliche Verbrauch wechselt indessen. Am wenigsten Luft wird bei vollkommener Ruhe im Liegen verbraucht, bereits 20—30 % mehr beim Sitzen und Stehen, 60—90 % mehr beim Gehen, während bei starken körperlichen Anstrengungen, wie Laufen und Schwimmen, die Atmung bis auf das Drei- und Vierfache sich steigert.

Die ausgeatmete Luft enthält 79,2 % Stickstoff, 15,4 % Sauerstoff und 4,4 % Kohlensäure (auf trockene Luft berechnet) und ist außerdem mit Wasserdampf gesättigt.

In Meereshöhe steht die Luft unter einem Druck von 760 mm Quecksilber, bei zunehmender Höhe nimmt der Luftdruck ab, in größerer Tiefe, z. B. in Bergwerken und Schächten, steigt er.

Es fragt sich nun, können wir die Beschaffenheit der Luft willkürlich ändern und können wir die so veränderte Luft zu Heilzwecken verwenden?

Beides ist in der Tat in ausgedehntem Maße der Fall.

Wir können die Dichtigkeit der Luft ändern, indem wir den Druck künstlich erhöhen oder erniedrigen, und können die komprimierte oder verdünnte Luft therapeutisch benutzen. Man bezeichnet diese Art der Behandlung als pneumatische. Dabei kann nun entweder der ganze Körper dem erhöhten oder erniedrigten Druck ausgesetzt werden, so daß wir eine allgemeine Wirkung haben, und diese erzielt man in den sogen. pneumatischen Kammern. Oder aber wir können eine örtliche Wirkung auf die Atmungsorgane erstreben und erreichen diese mittels kleinerer tragbarer Apparate, welche gestatten durch Einatmung der in ihrer Dichtigkeit veränderten Luft die Atmungsorgane lokal zu beeinflussen.

Bei der Inhalationsbehandlung im engeren Sinne streben wir je nach Bedarf folgende Änderungen der Einatmungsluft an:

1. Wir wechseln den Feuchtigkeitsgehalt durch Verdampfen oder Zerstäuben von Wasser.

2. Wir ändern ihre Temperatur, indem wir sie abkühlen oder erwärmen. Die Einatmung abgekühlter Luft findet indessen in der Medizin kaum mehr Verwendung, häufig dagegen machen wir von der Einatmung erwärmter Luft Gebrauch. Kombinieren wir dies letztere Verfahren mit dem unter 1. genannten, so erhalten wir zur trockenwarmen und heißen die feuchtwarme Inhalation.

3. Wir setzen der Atmungsluft medikamentöse Stoffe zu und zwar in einem der drei Aggregatzustände:

a) In festem, d. h. pulverförmigem Zustand: Es sei hier gleich vorweg bemerkt, daß diese Art der Inhalation, obwohl man früher besondere Apparate dafür konstruiert hatte, heute nicht mehr benutzt wird, da sie meist einen sehr lästigen Hustenreiz erzeugt. Ist man genötigt von pulverförmigen Medikamenten Gebrauch zu machen, so verwendet man für Nase, Hals oder Kehlkopf nun ausschließlich Einblasungen mit einem geeigneten Pulverbläser, die in der Regel ziemlich reizlos und mit dem Vorteil genauerer Lokalisierung auszuführen sind. Für die tieferen Luftwege kommt die Pulvereinführung gar nicht in Betracht, da sie physiologischen Gesetzen widerspricht.

b) In flüssiger Form: Aufgelöste oder flüssige Medikamente werden mittelst geeigneter Apparate, auf die wir weiterhin noch zu sprechen kommen, in feiner oder gröberer Weise zerstäubt, und die Zerstäubungsnebel werden der

Atmungsluft beigemischt. Diese Art der Inhalation ist die gebräuchlichste.

c) In Gasform: Hierbei kommen in Betracht Dämpfe und Dünste, flüchtige Stoffe, Gase und Räucherungen, die unmittelbar mit der Atmungsluft inhaliert werden. — Unter Dämpfen und Dünsten versteht man nach Waldenburg, dessen Arbeiten für die Inhalationstherapie von großer Bedeutung geworden sind, folgendes: „Wenn man eine Flüssigkeit bis zum Siedepunkt erhitzt, so entwickelt sie Dämpfe. Aber auch ohne Erhitzung verflüchtigt sich bei jedem beliebigen Wärmegrad so viel von der Oberfläche einer Flüssigkeit, als die Luft je nach ihrer Temperatur und ihrem Sättigungsgrade aufnehmen kann. Diesen letzteren Prozeß nennt man Verdunsten. Dämpfe und Dünste sind ihrem Wesen nach vollkommen gleich und nur durch den Wärmegrad verschieden, bei dem sie sich bilden."

So entstehen die Dünste von wässerigen Flüssigkeiten und die flüchtigen Stoffe von ätherischen Ölen usw., die sich der Luft beimischen, wenn sie darüber hinstreicht. Reine Gase können in einfacher Weise der Atmungsluft beigemischt werden. Für Heilzwecke kommt hiervon nur Sauerstoff und vereinzelt Stickstoff in Betracht. Eine ganze Gruppe von Gasen ist überhaupt irrespirabel, da ihr Eindringen in den Kehlkopf Stimmritzenkrampf erzeugt.

Räucherungen erfolgen durch offenes Verbrennen stark qualmender, pflanzlicher und mineralischer Medikamente. Vorzugsweise werden dazu bestimmte Kräuter benutzt. Die Mittel werden lose auf einem Teller oder in Form einer Räucherkerze oder einer Zigarette angezündet, und der Rauch wird tief eingeatmet.

Historisches.

Während die Pneumatotherapie, d. h. der Zweig der Luftbehandlung, welcher den verdichteten oder verdünnten Zustand der Luft zu Heilzwecken verwendet, eigentlich ganz ein Kind der neueren Zeit ist, geht die Geschichte der Inhalationstherapie, bei der den Atmungswegen eine in ihrem Feuchtigkeitsgehalt oder ihrer Temperatur geänderte oder mit medikamentösen Zusätzen versehene Luft zugeführt wird, bis in die ältesten Zeiten zurück.

Wir sehen im nachfolgenden ab von der Heilwirkung verschieden dichter Luft, die man durch Aufsuchen von Orten gewinnt, welche am Meer, in der Ebene des Binnenlandes oder in verschiedener Höhe im Gebirge liegen. Dies gehört eigentlich in das Kapitel der Klima- und Höhenluftbehandlung, die auch schon seit langem bekannt ist und geübt wird.

Wir beschränken uns hier vielmehr auf die Pneumatotherapie im engeren Sinne, die überhaupt erst möglich war nach den großen physikalischen Entdeckungen von Galilei, Torricelli, Boyle und Mariotte, nach der Erkenntnis des Luftdrucks und nach der Erfindung des Barometers. Nachdem v. Guericke, der Magdeburger Bürgermeister, 1650 die Luftpumpe erfunden hatte, ersann ein englischer Arzt, namens Henshaw, bereits im Jahre 1668 eine pneumatische Kammer zur Behandlung mit verdichteter und verdünnter Luft.

Erst im 19. Jahrhundert machte man Beobachtungen, die dann praktische Verwertung in der Pneumatotherapie fanden. Als die eigentlichen Gründer derselben gelten Junod, Tabarié und Pravaz, der Erfinder der subkutanen Injektionsspritze. Man studierte zunächst die Wirkung der komprimierten Luft in der Taucherglocke auf den Menschen: Man beobachtete ihren eigentümlichen Einfluß auf das Gehörorgan, auf die Hebung des Appetits, die Vermehrung des Urins und auf die Atemnot mancher Arbeiter. Später, als die komprimierte Luft auch zu technischen Zwecken, zu Brücken- und Hafenbauten verwendet wurde, hatte man Gelegenheit, weitere Beobachtungen an den in den Caissons beschäftigten Arbeitern zu sammeln. Die Zahl der Untersuchungen mehrte sich und bereits in den 40er und 50er Jahren des vorigen Jahrhunderts entstanden an verschiedenen Orten Frankreichs pneumatische Heilanstalten, denen in den nächsten Jahrzehnten solche in den meisten anderen europäischen Ländern nachfolgten.

Mit großem Eifer wurde die Pneumatotherapie studiert, als im 8. Jahrzehnt des verflossenen Jahrhunderts Waldenburg transportable pneumatische Apparate konstruierte und verwendete. Durch sie wurde eine bessere und bequemere Dosierung der verdichteten Luftzufuhr und zugleich eine Trennung der Wirkung auf Einatmung und Ausatmung ermöglicht. An seine Untersuchungen reihten sich zahlreiche Arbeiten an, die teils technische Verbesserungen der Apparate, teils Vertiefung unseres Wissens durch physikalische Untersuchungen und durch Beobachtungen am Menschen brachten.

Die neueste Zeit verdankt wesentlich ihre Fortschritte auf diesem Gebiete dem verständnisvollen Zusammenarbeiten von Ärzten und Technikern. Von ersteren seien hier nur die Namen Schnitzler, Tobold, v. Liebig, A. Schmid, Oertel und Lazarus, von letzteren Goebel, Heyer, v. Hößle genannt.

Die Geschichte der Inhalationstherapie ist alt wie die Geschichte der Medizin: Schon Hippokrates gab einen primitiven Inhalationsapparat an, einen Topf mit durchbohrtem Deckel, der ein Schilfrohr trug, durch welches die Dämpfe entwichen, dazu bestimmte Vorschriften. Celsus, Plinius, Galen ließen Dämpfe oder Räucherungen einatmen, letzterer speziell die aus dem Ätna emporsteigenden schwefligen Dämpfe.

Nach längerem Stillstand im Mittelalter empfahl in der Mitte des 17. Jahrhunderts Bennet balsamische Dämpfe gegen Schwindsucht. Wesentliche Fortschritte wurden aber nicht gemacht bis 1858 Sales-Girons in Frankreich sein Inhalatorium errichtete, in welchem durch Luftdruck eine Zerstäubung von Mineralwasser erzielt wurde. Ein neues wichtiges Prinzip ersann Bergson im Jahre 1863 in seinem

„Hydrokonion“. Es sind dies zwei rechtwinklig zueinander stehende, zu einer feinen Spitze ausgezogene Röhrchen (Fig. 1), von denen das eine senkrecht in einer Flasche steckte, das andere, horizontale, mit einem Handgebläse verbunden war. Die durchgeblasene Luft aspirierte die Flüssigkeit in dem senkrechten Röhrchen und zerstäubte sie im Scheitelpunkt des Winkels. Dieses Prinzip wird heute noch in vielen Apparaten verwendet, doch dient außer Druckluft jetzt vielfach Dampf als Motor.

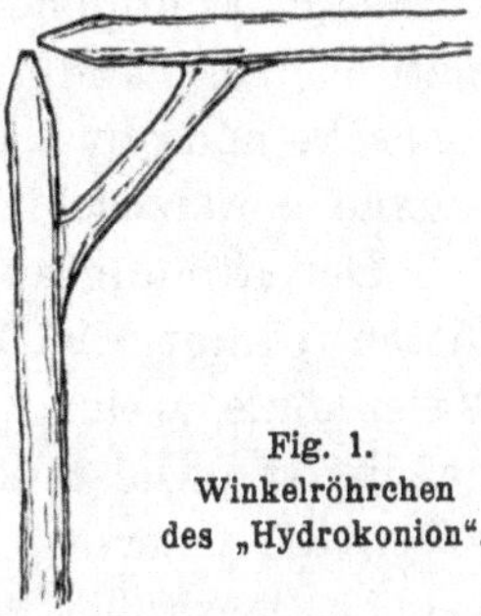

Fig. 1. Winkelröhrchen des „Hydrokonion“.

In den folgenden Jahren mußten noch viele verworrene Ideen und Vorstellungen über Bord geworfen werden und klare Anschauungen sich allmählich durchkämpfen. Heute lächeln wohl die meisten, wenn sie hören, welche große Bedeutung der Einatmung der Luft des Kuhstalls vom 18. bis in unser Jahrhundert hinein zugeschrieben wurde, oder wenn ich berichte, daß mir selbst noch vor einigen Jahren ein überzeugter Erfinder einen neuen Apparat zur Prüfung übersandte, der zur Inhalation von „gewärmtem Eisdunst“ dienen sollte.

In den letzten Jahrzehnten des verflossenen Jahrhunderts haben aber klares physiologisches und physikalisches Denken und sinnreiches Experimentieren im Verein mit den Vervollkommnungen auf den Gebieten der Technik uns eine ganze Reihe höchst sinnreicher und zweckmäßiger Inhalationsapparate geschenkt, die auf den folgenden Blättern im Prinzip und zum Teil auch in den Einzelheiten noch geschildert werden sollen.

Anatomische und physiologische Vorbemerkungen.

Zum richtigen Verständnis der Inhalations- und pneumatischen Behandlung erscheint es zweckmäßig, einige anatomische und physiologische Bemerkungen über die Atmungsorgane voranzuschicken.

Der Atmungsapparat beginnt am Naseneingang. Durch diesen dringt die Luft bei der Atmung zunächst in die Nasenhöhle, welche durch die Scheidewand in zwei Hälften geteilt ist. Die innere Oberfläche beider Nasenhöhlen wird durch die jederseits vorspringenden drei Nasenmuscheln erheblich vergrößert. Diese sind überaus reich an Blutgefäßen und Schleimdrüsen und haben den Zweck, die eindringende Luft vorzuwärmen, ihren Feuchtigkeitsgehalt zu regulieren und als Abfangvorrichtung für Verunreinigungen staubförmiger und bakterieller Natur zu dienen. Durch sie wird natürlich die Nasenhöhle bis zu einem gewissen Grade verengt und hinzukommende Schwellungszustände, wie sie durch akute Katarrhe oder chronische Entzündungen verursacht werden können, sowie krankhafte Wucherungen oder auch Verbiegungen der Scheidewand vermögen dann leicht eine Behinderung der Nasenatmung zur Folge zu haben. Während der untere Abschnitt der Nase ausschließlich den Zwecken der Atmung dient, sind in der Schleimhaut des obersten Abschnitts noch die Endapparate des Riechnerven ausgebreitet. Überdies ist die gesamte Nasenschleimhaut sehr reich an Nervenendigungen, die sich durch große Reflexerregbarkeit auszeichnen. Mechanische und andere Reize (Staub, viele Gerüche usw.) lösen die Reflexe leicht und in der Gestalt von Niesen und Nasenfließen aus oder als Fernwirkung in Gestalt von Husten, Speichelfließen, Asthma u. a.

Von Wichtigkeit sind die Nebenhöhlen der Nase, die Kiefer-, Stirn- und Keilbeinhöhlen und die Siebbeinzellen, die ebenfalls mit Schleimhaut ausgekleidet, oft mit der

Nasenhöhle in offener Verbindung stehen und leicht gleichzeitig mit ihr erkranken können.

Im Nasenrachenraum biegt der Luftweg im rechten Winkel nach unten ab. An seinem Dache haftet die Rachenmandel, die namentlich im kindlichen Alter häufig vergrößert gefunden wird und dadurch, daß sie dann die Nase von hinten mehr oder weniger verschließt, zu erheblicher Behinderung der Nasenatmung führen kann. Ihre Vergrößerung und entzündliche Vorgänge an ihr bedingen auch Kopfdruck, häufige Kopfschmerzen und Beschränkung der Denk- und Arbeitsfähigkeit, sowie in der Regel schlechtes Gehör. Letzteres entsteht dadurch, daß die die normale Ventilation des Mittelohrs vermittelnden Eustachischen Röhren zu beiden Seiten in den Nasenrachen einmünden und bei der genannten Erkrankung leicht in Mitleidenschaft gezogen werden. Grade in den letzten Jahrzehnten hat man diesen Vergrößerungen der Rachenmandel und ihrer großen Bedeutung speziell für die Entwicklung des kindlichen Organismus ein großes Interesse zugewendet.

Zusammen mit den tieferliegenden zwei Gaumenmandeln und den Zungenbalgdrüsen bildet die Rachenmandel den sog. lymphatischen Ring, dessen Hauptaufgabe wohl ist, als Schutzvorrichtung gegen von außen kommende Schädlichkeiten für den Organismus zu wirken. Wie häufig bei dieser Aufgabe grade die Gaumenmandeln entzündlich erkranken, ist allgemein bekannt. Weniger bekannt, aber sichergestellt ist, daß erkrankte Mandeln oft die Eintrittspforte für schwere Erkrankungen anderer Organe, namentlich der Gelenke und des Herzens, sind.

Unterhalb des Gaumensegels und des Zäpfchens kreuzt sich die Ernährungsbahn, die vom Mund zur Speiseröhre führt, mit dem Atmungswege, der vom Nasenrachenraum zum Kehlkopf sich wendet. Der Rachen dient beiden Wegen und ist, zumal da der Mund auch so oft unrichtigerweise anstatt der Nase zur Atmung benutzt wird, durch die Schädigungen bei der Atmung (Staub, Rauch, Trockenheit) und bei der Ernährung (zu heiße und zu scharfe Speisen und Getränke, Alkohol, Tabak usw.) in besonderem Maße akuten und chronischen Erkrankungen ausgesetzt.

Bei den Inhalationen wird vielfach die Mundatmung bevorzugt, weil hierbei Rachen, Kehlkopf und die tieferen Luftwege unmittelbarer als während der Naseneinatmung vom inhalierten Medikament getroffen werden. Dabei erfolgt sofort eine reichliche Schleim- und Speichelabsonderung. Sobald diese die Unterseite des Gaumensegels oder den Kehldeckel erreicht, erfolgt ein reflektorischer Schluckakt, währenddessen der Abschluß nach der Nase durch das sich hebende Gaumensegel, nach dem Kehlkopf zu durch das Niederlegen des Kehldeckels und noch mehr durch die sich aneinander legenden Taschenbänder erfolgt.

Dadurch werden die darunter liegenden Stimmbänder, denen die Aufgabe der Lautbildung zufällt, sowie die nach unten sich ansetzende Luftröhre gegen eindringende Schädlichkeiten geschützt. Außerdem aber kommen diesen Gebilden noch eigene Abwehrvorrichtungen zu vermittels der leichten Reflexerregbarkeit, die sofort Husten beim Eindringen von Fremdkörpern auslöst, und durch die normale Tätigkeit der Schleimdrüsen und der die Schleimhaut bedeckenden Flimmerhärchen, die durch ihre fortwährende Arbeit kleine staubförmige Verunreinigungen nach außen zu befördern vermögen. Bei Erkrankungen der Luftröhre und Bronchien durch akute oder chronische Katarrhe oder durch Zirkulationsstörungen mit Stauungen im Kreislauf versagt letztere Schutzvorrichtung leicht.

Die Atmungsluft gelangt durch die Luftröhre in die beiden Bronchien und dann in die feineren Luftwege, die sich baumartig immer weiter verzweigen und schließlich ohne scharfe Grenze in die etwas erweiterten Alveolensäckchen (Endbläschen) übergehen, deren Wandung dicht mit den kleinsten Lungenbläschen, den Alveolen, besetzt ist.

Netze der aufs feinste verzweigten kapillaren Blutgefäße umspinnen sämtliche Alveolen und Bronchialverzweigungen und dienen teils respiratorischen Zwecken, indem sie den Gasaustausch zwischen Blut und Atmungsluft durch die Aufnahme von Sauerstoff und Abgabe von Kohlensäure und Wasser vermitteln, teils dienen sie der Ernährung der Bronchien und Lungen.

Die große Elastizität der Lunge ermöglicht es, daß die Alveolen bei der Einatmung sich um das Dreifache ihres Volumens erweitern und bei der Ausatmung zu ihrem ursprünglichen Durchmesser von 0,1 bis 0,3 mm wieder zurückkehren. Diese Maße weisen darauf hin, welche Anforderungen wir an die Feinheit des Zerstäubungsnebels der Inhalationsapparate stellen müssen, sofern er bis in die Alveolen gelangen soll.

Die Einatmung kommt reflektorisch dadurch zustande, daß durch die Muskeltätigkeit der Brustkorb gehoben wird und das Zwerchfell tiefer tritt, wodurch die Brusthöhle sich erweitert und die elastische gesunde Lunge sich gleichmäßig ausdehnt und die Atmungsluft einströmt. Beim Mann überwiegt die Zwerchfellatmung, beim Weib die Brustatmung. Die Ausatmung erfolgt durch Zusammensinken des Brustkorbs und Höhertreten des Zwerchfells.

Aus dem Gesagten folgt schon theoretisch, daß bei Verwachsungen der beiden die Lungen umschließenden Brustfellblätter, durch welche die gleichmäßige Entfaltung der Lunge gehemmt wird, bei Narbenbildungen und Infiltraten in der Lunge, bei Verengerungen der zuführenden Luftröhre infolge bronchitischer Schleimhautschwellung, sowie auch bei der Verminderung der Elastizität durch Emphysem und andere Störungen gewisse Abweichungen vom normalen Luftwechsel statthaben werden. Ihr Studium muß für die pneumatische und Inhalationsbehandlung von Wichtigkeit sein.

Wir kommen auf diesen Punkt später noch zurück.

Vergegenwärtigen wir uns zum Schlusse dieses Abschnitts noch den Einfluß der Atmung auf das Herz und auf die Blutzirkulation. Bei der Inspiration wird die eingeatmete Luft verdünnt, infolgedessen lastet auf dem Herzen ein geringerer Druck, und seine Erweiterung geht leichter vonstatten. Es tritt eine Saugwirkung ein, vermöge deren das Venenblut leichter zum Herzen strömt, während die Austreibung des arteriellen Blutes unter geringerer Energie vor sich geht und der Blutdruck im Aortensystem sinkt. Diese Saugwirkung erreicht ihr Ende, sobald gegen Schluß der Einatmung der Luftdruck innerhalb der Lunge mit dem äußeren Druck sich ausgleicht. — Bei der Exspiration tritt durch das Zusammensinken des Brustkorbs und das Emporsteigen des Zwerchfells eine Kompression der in der Lunge befindlichen Luft ein, die zugleich auf das Herz und die Gefäße des Brustkorbs komprimierend wirkt; folglich muß bei der Ausatmung eine Erschwerung des Abflusses des Venenblutes zum Herzen hin erfolgen, sowie eine Steigerung der Herzkraft zur Austreibung des arteriellen Blutes und eine Erhöhung des Blutdrucks in der Aorta.

Treten nun im Zusammenhang mit Erkrankungen der Atmungsorgane Störungen am Herzen und Kreislaufsystem ein, so kann es unter Umständen Aufgabe der pneumatischen Behandlung sein, auch solchen Störungen entgegenzuwirken. Ebenso kann es der Inhalationsbehandlung zufallen, bei Katarrhen Erschwerungen der Zirkulation im Lungenkreislauf zu beheben und dadurch die allgemeine Behandlung zu unterstützen.

A. Die pneumatische Behandlung.

Die pneumatische Behandlung besteht, wie schon erwähnt, in der Anwendung von verdichteter und verdünnter Luft auf den Organismus als Heilmittel. Der Körper kann im ganzen der Einwirkung der verdichteten oder verdünnten Luft ausgesetzt werden (Allgemeinwirkung), oder es können die Atmungsorgane allein ihr unterworfen sein (örtliche Wirkung). Die erstere wird in den pneumatischen Kabinetten und Glocken erzielt, in denen der Mensch sich aufhält, und in denen somit sein ganzer Körper unter dem Einfluß des in dem Kabinett künstlich hergestellten Luftdruckes steht. Die letztere erfolgt durch tragbare Apparate, in welchen verdichtete oder verdünnte Luft sich befindet, und die durch einen Verbindungsschlauch und ein luftdicht anschließendes Mundstück oder eine Maske mit den menschlichen Atmungswegen in Verbindung gebracht werden.

In dem pneumatischen Kabinett wird die Wirkung ohne jedes Zutun des ruhig in ihm sitzenden Patienten ebenso sanft wie unüberwindlich ausgeübt, und daher wird das Verfahren zweckmäßig und einfach auch als passive Methode bezeichnet.

Bei den sogenannten transportablen, tatsächlich aber infolge der komplizierten Montierung meist nur schwer beweglichen Apparaten muß der Patient das Mundstück luftdicht an seinen Mund anpassen und bei den einzelnen Atemzügen die Schieberstellung des Atmungsventils regulieren. Diese Methode wird daher auch im Gegensatz zur vorigen praktisch als aktive bezeichnet.

Bevor ich nun im folgenden zur Beschreibung einzelner

Apparate übergehe, möchte ich bemerken, daß es nicht die Aufgabe dieser Schrift, die eine Übersicht zu praktischen Zwecken geben soll, sein kann, alle der pneumatischen und der Inhalationstherapie dienenden Apparate einzeln aufzuzählen. Die Zahl derselben und ihre Modifikationen sind so außerordentlich zahlreich, daß aus ihrer Beschreibung nur eine verwirrende Fülle resultieren würde. Die Beschreibung beschränkt sich daher auf charakteristische gute Vertreter der einzelnen Gruppen von Apparaten. Sie lehnt sich dabei an ein modernes und gut eingerichtetes Inhalatorium an, wie wir es hier in Bad Nauheim besitzen, dessen den Heilzwecken dienende Apparate sämtlich in ihrer Technik und Anwendungsweise beschrieben sind. Sie bringt aber, um ein vollständiges und abgerundetes Bild zu geben, auch die Schilderung von einigen in Bad Nauheim nicht vorhandenen, indes praktisch wichtigen Apparaten.

Wir beginnen mit einem der letzteren, gemäß dem bisherigen Gang unseres Themas.

I. Die passive Methode der pneumatischen Behandlung.

Das pneumatische Kabinett oder die pneumatische Kammer.

Früher richtete man die Anstalten so ein, daß ein oder mehrere eiserne Zylinder verschiedenen Durchmessers in einem Saal aufgestellt wurden. Diese Zylinder waren mit Fenstern versehen und mit einem Tischchen und einigen Sesseln bescheiden ausgestattet und konnten nur wenige Personen beherbergen. Neuerdings gibt man ihnen die rechteckige Form eines gefälligen Zimmers und verwendet als Baumaterial neben dem früher gebräuchlichen auch das System Monier, d. h. eine Verbindung von netzförmig angeordneten daumenstarken Eisenstäben mit Zementumhüllung, die wegen ihrer großen Festigkeit auch zu Brückenbauten benutzt wird. Große Glasfenster erhellen den Raum, Wandvertäfelung, Tapeten und Fußbodenbelag sowie ein vollständiges Mobiliar, bei dem auch Bilder, Spiegel, Bücher und Schreibzeug neben Tischen und Sesseln nicht fehlen, machen das pneumatische Zimmer zu einem behaglichen Aufenthalt, der selbst für ängstliche Gemüter nichts Beklemmendes mehr hat.

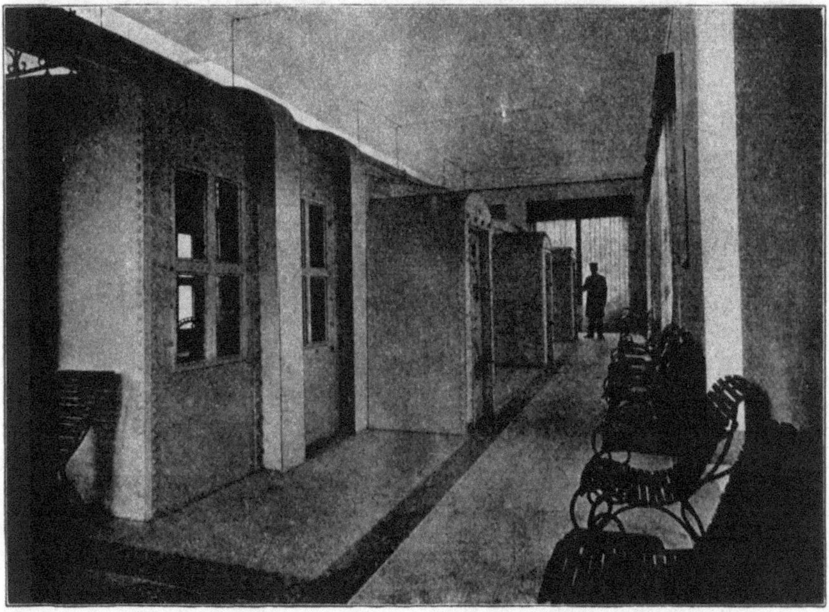

Fig. 2. Pneumatische Kammern (Wilhelms-Inhalatorium, Bad Ems).

Die Luft wird aus dem Freien entnommen, durch Watte filtriert, auf diese Weise staub- und keimfrei gemacht und dann von großen Luftpumpen, die mittels Dampf oder Elektrizität getrieben werden, durch Öffnungen im Fußboden der Kammer kontinuierlich zugeführt. Der Luftabzug befindet sich in der Decke. Es findet eine fortwährende Erneuerung der Luft statt, und der Kohlensäuregehalt darf 0,15 % in der besetzten Kammer nicht übersteigen. Die Steigerung des Druckes geschieht durch Zufuhr eines Überschusses von Luft, eventuell auch durch Behinderung des Abflusses, und wird am Manometer genau von außen durch den überwachenden Techniker, in dessen Hand die Bedienung der Stellhähne ruht, kontrolliert. Ebenso wird gleichzeitig die Temperatur der Kammer am Thermometer von außen beachtet und im Bedarfsfalle durch Dampfrohre erwärmt oder durch Wasserrohre abgekühlt.

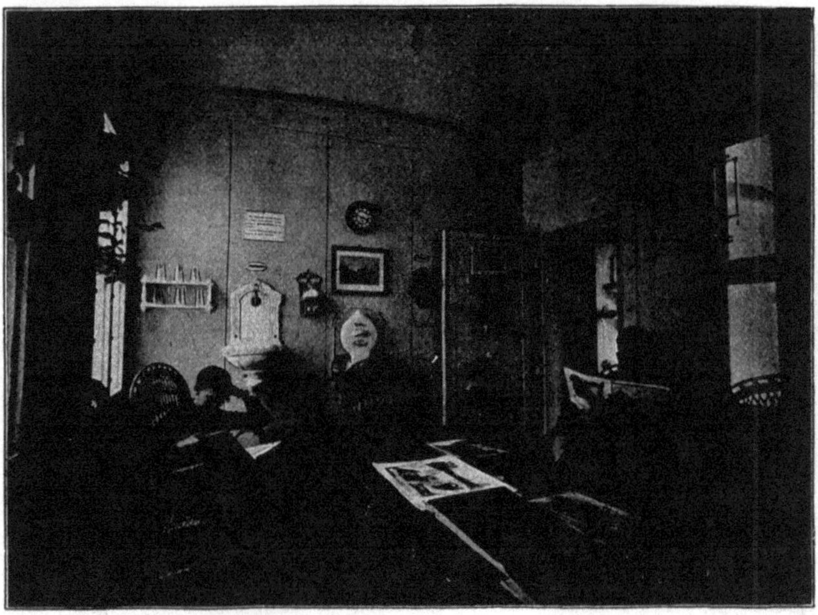

Fig. 3. Inneres einer pneumatischen Kammer.

Gewöhnlich sind Kammern mit zwei verschiedenen Druckstärken im Betrieb. In den Kammern mit schwächerem Druck beträgt derselbe 20 cm Quecksilber, also etwa $^1/_4$ Atmosphäre Überdruck, in den Kammern mit stärkerem Druck beträgt er 32—36 cm Quecksilber = nahezu $^1/_2$ Atmosphäre Überdruck.

Die Dauer jeder Sitzung beträgt 1 Stunde 45 Minuten. Davon kommen die ersten 30 Minuten auf das allmähliche Ansteigen des Druckes, von der 30. bis 75. Minute bleibt er auf gleicher Höhe stehen, von der 75. bis 105. Minute wird er allmählich wieder zum Druck der Außenluft zurückgeführt. An vielen Kammern ist noch eine kleine Vorkammer angebracht, durch die im Notfall ein einzelner Patient die Kammer während der Sitzung in kurzer Zeit verlassen, gewissermaßen „ausgeschleußt“ werden kann, ohne daß die übrigen Besucher dadurch gestört werden.

Pneumatische Kammern befinden sich in Reichenhall, Kissingen, Ems und an anderen Kurorten.

Physiologische Wirkung der komprimierten Luft in der pneumatischen Kammer.

Um die Heilwirkung der pneumatischen Kammer zu verstehen, muß man die physiologische Wirkung der komprimierten Luft — Kammern mit verdünnter Luft kommen für Heilzwecke nicht in Betracht — berücksichtigen. Diese ist eine mechanische und eine chemische. Jene ist durch den Druck bedingt, den die verdichtete Luft auf die Gesamtoberfläche des Körpers und der Atmungswege ausübt, diese durch eine Steigerung der Sauerstoffzufuhr, da das gleiche Volumen komprimierter Luft eine größere Menge Sauerstoff enthält als gewöhnliche Luft.

Am auffallendsten sind zunächst die Einwirkungen auf das Gehörorgan, die Atmung und die Kreislauforgane.

Kurz nach Beginn der Drucksteigerung in der Kammer empfindet man einen eigentümlichen Druck im Ohr, der sich bis zum Schmerz steigern kann und darin seine Erklärung findet, daß das Trommelfell nach dem Mittelohr zu einwärts gedrängt wird. Erst wenn nach dessen Ventilation durch die Eustachische Röhre vermittels Schluckbewegungen oder beim Valsalvaschen Versuch der Druck auf beiden Seiten des Trommelfells sich gleichstellt, verschwinden diese Zustände wieder. Die umgekehrten Verhältnisse treten natürlich gegen Ende der Sitzung in der Kammer bei der Druckabnahme ein.

Die nächste Wirkung der Drucksteigerung ist die, daß unter zunehmendem Behagen die Atmung verlangsamt und vertieft wird. Gleichzeitig tritt eine Veränderung des Atmungstypus ein derart, daß die Ausatmung durch den Widerstand der verdichteten Luft verlängert, die Einatmung dagegen leichter vor sich geht und dafür verkürzt erscheint. Mit dem steigenden Druck vermindert sich auch die Pulsfrequenz, das Zwerchfell nimmt einen tieferen Stand ein durch die Kompression der Darmgase, bei der übrigens auch der Druck auf die Bauchdecken, der natürlich in seiner Größe von deren Stärke abhängig ist, ins Gewicht fällt. Der negative Druck im Brustfellraum nimmt zu, die Lungen entfalten sich leichter, der arterielle Zufluß zur Lunge wird vermindert, der venöse Abfluß beschleunigt.

Die Anwendung der pneumatischen Kammer und deren Gegenanzeigen.

Therapeutische Anwendung findet die pneumatische Kammer hauptsächlich bei folgenden Erkrankungen:

1. bei der chronischen Bronchitis. Namentlich die unter pfeifenden Geräuschen und Atemnot einhergehenden Fälle mit erheblicher Schwellung der Schleimhaut werden günstig beeinflußt, jedoch auch die mit reichlicher Sekretbildung. Sehr dankbar ist die Behandlung der Kapillarbronchitis, besonders bei Kindern. Akute Luftröhren- und Kehlkopfkatarrhe werden zwar aussichtsreiche aber nur gelegentliche Objekte der pneumatischen Behandlung sein können.

2. Bei Bronchialasthma werden neben der begleitenden Bronchitis häufig die auf einem Krampf der Bronchialmuskeln beruhenden Anfälle von Kurzatmigkeit günstig beeinflußt. (Während des Anfalls selbst vermeide man den erhöhten Druck!) Dies gilt vorzugsweise von dem typischen Bronchialasthma jugendlicher Individuen, bei denen neben der eigentlichen Grundkrankheit auch das Allgemeinbefinden

sich zu bessern pflegt. Meist sind wiederholte Kuren mit gleichzeitiger hydropathischer Behandlung erforderlich. — Viele Fälle von Asthma, namentlich das auf Fernwirkung beruhende Asthma nervosum, trotzen aber freilich jeglicher pneumatischer Behandlung.

3. Die häufigste Folge-Erkrankung des Bronchialkatarrhes, das vesikuläre Emphysem, mit oder ohne asthmatische Anfälle, wird gewöhnlich günstig in der Kammer beeinflußt, jedoch nur solange als der große Kreislauf wegen des Zustandes der Gefäße eine stärkere Belastung zugunsten des kleinen ertragen kann. Besonders erfolgreich ist die prophylaktische und die frühzeitig im Beginn einsetzende Behandlung des Emphysems.

Hierher gehört auch die Anwendung der Kammer bei akuter und subakuter Lungenblähung, z. B. nach völlig abgelaufenem Keuchhusten. (Während der Erkrankung Verbot wegen der Ansteckungsgefahr!)

4. Verzögerte Lösungen von Lungenentzündungen mögen mit Vorsicht einer pneumatischen Behandlung unterzogen werden.

5. Einen erheblichen Anteil an den Erfolgen stellen die Pleuritiden mit zurückgebliebenen Exsudatresten im Brustfellraum, sowie pleuritische Verwachsungen und Schwarten. Durch den erhöhten negativen Druck im Brustfellraum können die Exsudatreste leichter zum Verschwinden und komprimierte, nicht atmende Lungenteile wieder zur Entfaltung gebracht werden, während die Verwachsungen und Schwarten eine schonende Dehnung erfahren.

6. Sogenannte Stauungskatarrhe, Störungen im kleinen Kreislauf infolge von Herzschwäche oder Herzfehlern werden günstig beeinflußt werden können, sofern der Herzfehler im übrigen kompensiert ist. Überhaupt kann sich der erhöhte Blutdruck für die Ernährung und die Arbeitsleistung des Herzens nützlich erweisen; für die Ernährung, weil bei dem vermehrten negativen Druck im Brustfellraum eine bessere Füllung der Herzgefäße mit

sauerstoffreichem Blut möglich ist; für die Arbeitsfähigkeit, weil durch die Erweiterung der Lunge die Arbeit des rechten Herzens erleichtert wird.

Gegenanzeigen für den Gebrauch der pneumatischen Kammer bilden zunächst alle fieberhaften Zustände, ferner unter allen Umständen Herzklappenfehler im Stadium der Kompensationsstörung, Sklerose der Koronararterien und Aneurysmen. Arteriosklerose der Körperarterien verlangt große Vorsicht, namentlich in vorgeschrittenem Stadium, wegen der Gefahr der Berstung der Gefäße. Auch Lungenschwindsucht muß ich nach meiner Auffassung von dem Gebrauch der Kammer ausschließen. Zu vermeiden ist ferner ihre Anwendung bei jauchiger Bronchitis mit Bronchialerweiterungen, großer Starrheit der Brustwandung und bei größeren Flüssigkeitsansammlungen in der Brust- oder Bauchhöhle.

II. Die aktive Methode der pneumatischen Behandlung.

Der passiven Methode steht die aktive gegenüber, bei welcher der Patient selbst den die verdichtete oder verdünnte Luft enthaltenden Kessel oder Regulator mit seinen Atemwegen in luftdichte Verbindung bringt und das Atmungsventil reguliert. Hier wirkt der Druck natürlich nur einseitig auf die Atmungswege, da aber hierbei verdichtete und verdünnte Luft gleichzeitig zur Verfügung steht, so sind verschiedene Variationen der Verwendung denkbar. Praktisch in Betracht kommen indes nur die Einatmung verdichteter Luft, die Ausatmung in verdünnte und die abwechselnde Einatmung verdichteter und Ausatmung in verdünnte Luft. (Alternierende Methode.) Das umgekehrte Verfahren, die Einatmung verdünnter Luft usw. hat sich praktisch nicht bewährt. Die verdichtete Luft kann dann noch für spezielle Zwecke mit verdunsteten Medikamenten

(Latschenkieferöl, Terpentin, Perubalsam, Menthol usw.) gemischt werden, sie kann ferner je nach Verordnung trocken oder zugleich mit zerstäubtem Mineralwasser, bei gewöhnlicher Temperatur oder nach vorausgegangener Anwärmung eingeatmet werden.

Im Gegensatz zur passiven Methode arbeitet die aktive mit erheblich geringerem Druck. Ein Überdruck von $1/_{40}$ Atmosphäre ist das Maximum, welches in Betracht kommt; ein Mehr erzeugt sofort Glottiskrampf und unterbricht somit die Atmung.

Von einigen angesehenen Autoren ist der Wert der aktiven Methode in letzter Zeit stark herabgesetzt, ja überhaupt angezweifelt, und ihr nur die Bedeutung einer Atemgymnastik beigelegt worden. Dies ist indes zu weit gegangen. Gewiß ist die Methode früher überschätzt worden, tatsächlich bringt sie aber, wie auch die Literatur zeigt, in geeigneten Fällen Nutzen, und schon der Umstand ihrer großen Verwendung, selbst an Plätzen, wo Apparate sowohl für die aktive wie für die passive Methode zur Verfügung stehen, wie in Bad Ems, spricht für ihren Wert. Richtig ist, daß sie gewisse Anforderungen an die Aufmerksamkeit und die Geschicklichkeit des Patienten stellt. Die Maske oder das Mundstück muß wirklich luftdicht angesetzt werden, damit nicht sofort ein Ausgleich des inneren und äußeren Druckes stattfindet, und die eigentliche Wirkung der verdichteten und verdünnten Luft nicht verloren geht. Ferner muß die Schieberstellung parallel zur Atmung gehandhabt werden. Diese Anforderungen lernen aber alle Patienten, selbst Kinder und an Atemnot Leidende schon in kurzer Frist, und es ist die Aufgabe des verordnenden Arztes hierfür genaue Anweisungen zu geben, eventuell gelegentlich persönlich zu kontrollieren. Zum Dienste eines geschulten Personals der Anstalt gehört es, zur Ausführung anzuleiten und die richtige Durchführung der Verordnung zu überwachen.

Unter den Apparaten für die aktive Methode sind die

von Waldenburg, Schnitzler, Geigel-Mayr, Dupont-Matthieu, Heyer und Göbel die bekanntesten[1]).

Die nachfolgende Beschreibung bezieht sich auf den sinnreichen **Apparat von Göbel**, der auch im Nauheimer staatlichen Inhalatorium in einer Anzahl von Exemplaren aufgestellt ist.

Durch elektrischen (anderwärts auch durch hydraulischen) Antrieb in Bewegung gesetzte Maschinen liefern verdichtete und verdünnte Luft in gesonderte Hauptregulatoren, d. h. eiserne Luftbehälter (in Nauheim im Untergeschoß befindlich), welche die Unregelmäßigkeiten beim Hubwechsel der Maschinen ausgleichen und durch geeignete Belastung den höchsten Grad der Verdichtung resp. Verdünnung enthalten (Fig. 4). Von diesen Hauptregulatoren geht je eine Rohrleitung in den Raum, der die einzelnen Apparate enthält. Dort steht sie mit den Sonderregulatoren durch Zweigleitungen in Verbindung.

Jeder Inhalationsplatz hat einen Sonderregulator für verdichtete und einen für verdünnte Luft (Fig. 5). Bei jenem wird die Glocke durch entsprechende Belastung niedergedrückt, bei diesem durch Gegengewichte, die an einer über eine Rolle laufenden Schnur wirken, gehoben. An jedem Inhalationsplatz befinden sich ferner zwei heizbare Blechgefäße. Das eine enthält in einem Wasserbad ein metallenes Spiralrohr, in dem die zur Einatmung dienende Luft vorgewärmt werden kann. Das andere birgt eine ebenfalls im Wasserbad erwärmbare Wulffsche Flasche, in der flüch-

[1]) Zu den transportablen pneumatischen Apparaten gehört gewissermaßen auch die Kuhnsche Saugmaske, eine aus Zelluloid bestehende, luftdicht vor Nase und Mund zu bindende Maske. Sie trägt auf ihrer Kuppe einen verstellbaren Schieber und ein Ventil, durch welche die natürliche Naseneinatmung in dosierbarer Weise behindert wird, die Ausatmung aber unbeschränkt durch den Mund erfolgt. Die Folge davon ist eine allmähliche Verdünnung der Luft in den Atmungswegen und der Lunge, wodurch eine Hyperaemie im Sinne von Prof. Bier entstehen soll. Über den Wert des neuen Apparates liegen genügende Erfahrungen noch nicht vor.

tige oder zu einem Sprühnebel verstäubte flüssige Medikamente der Atmungsluft beigemischt werden können. An

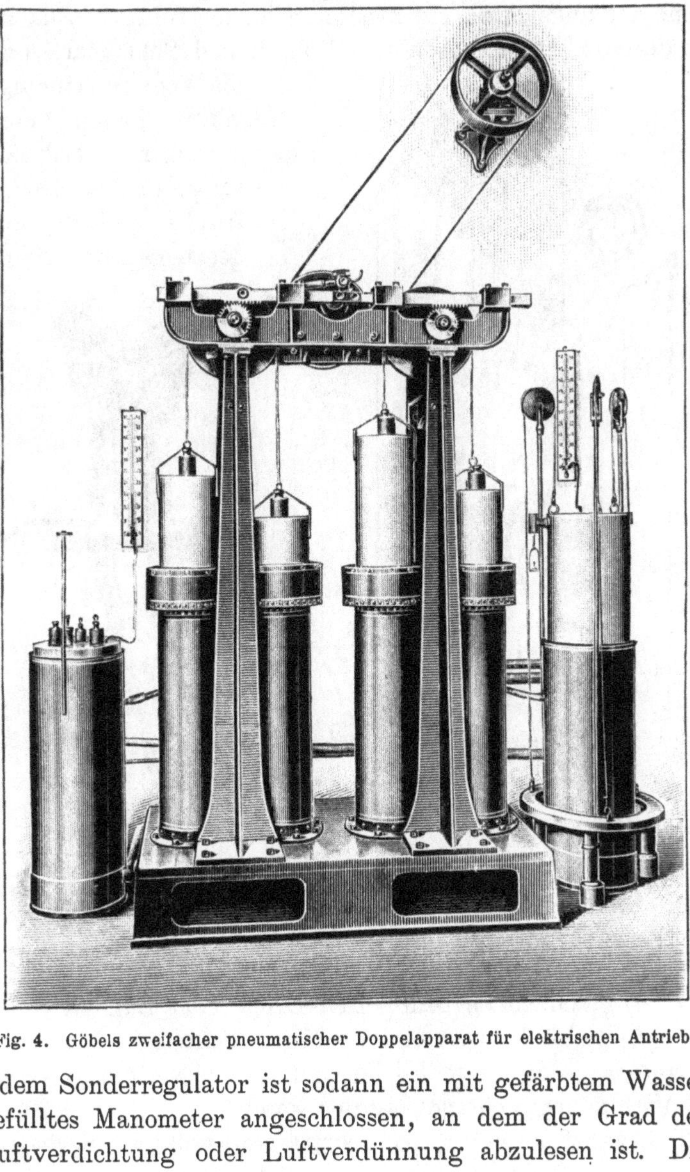

Fig. 4. Göbels zweifacher pneumatischer Doppelapparat für elektrischen Antrieb.

jedem Sonderregulator ist sodann ein mit gefärbtem Wasser gefülltes Manometer angeschlossen, an dem der Grad der Luftverdichtung oder Luftverdünnung abzulesen ist. Die verdichtete, eventuell auch vorgewärmte oder mit Medikamenten geschwängerte Luft gelangt durch einen Schlauch zum Atmungsventil, ein zweiter Schlauch führt von da zur verdünnten Luft. Maschinen, Röhren und Schläuche, sowie die Wege am Atmungsventil dienen immer derselben Luftrichtung, so daß also die frische und die ausgeatmete Luft stets getrennte Wege benutzen. Die Stellung des Atmungsventils (Fig. 6) geschieht bequem durch Druck oder Zug an einem Knopf, wodurch abwechselnd die verdichtete und die verdünnte resp. die gewöhnliche Luft mit den Atmungswegen in Verbindung gebracht werden kann.

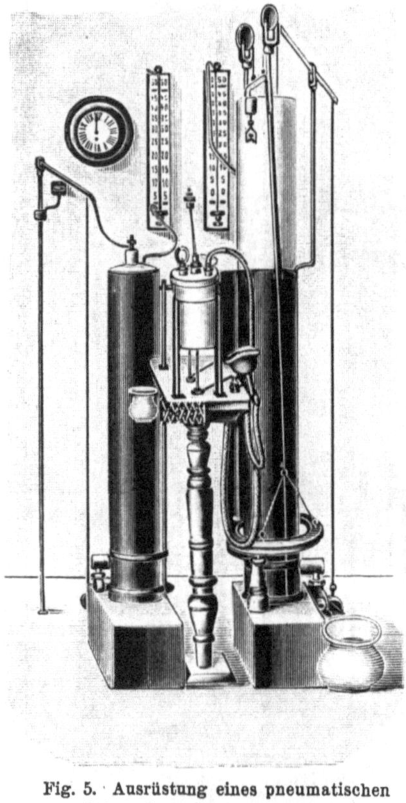

Fig. 5. Ausrüstung eines pneumatischen Inhalationsplatzes nach Göbel.

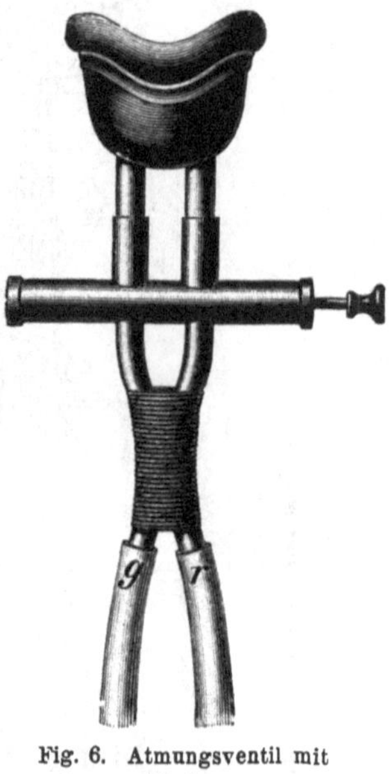

Fig. 6. Atmungsventil mit Maske.

Eine Minutenuhr, ein Spucknapf und ein bequemer

Sessel nebst Fußschemel vervollständigen die Ausrüstung des einzelnen Inhalationsplatzes.

Physiologische Wirkung der aktiven pneumatischen Methode.

Wir berücksichtigen hierbei nur die therapeutisch in Betracht kommende Einatmung verdichteter, die Ausatmung in verdünnte Luft und deren Vereinigung, die alternierende Einatmung verdichteter und Ausatmung in verdünnte Luft.

Subjektiv empfindet man bei Einatmung verdichteter Luft ein Gefühl von Druck und Völle infolge der Ausdehnung und Anfüllung von Lungen und Brustkorb.

Objektiv ergibt sich für die Atmungsorgane:

1. eine Unterstützung der Inspirationsbewegung,
2. Erweiterung der Lunge und des Brustkorbs,
3. Erhöhung der Lungenventilation und des Gasaustausches,
4. Zunahme der pneumatometrischen Werte, d. h. der Leistungsfähigkeit der Muskulatur der Atembewegungen,
5. Zunahme der vitalen Kapazität, d. h. der Luftmenge, welche von der höchsten Einatmungs- bis zur tiefsten Ausatmungsstellung des Brustkorbes aus den Lungen entweicht.

Zu diesem letzten Punkt haben Versuche von Göbel und Stemmler, dem wir auch sonst bei der Schilderung dieses Apparates im wesentlichen folgen, interessante Ergebnisse erzielt:

a) Bei Einatmung von um $^1/_{100}$ Atmosphäre = 10 cm Wassersäule verdichteter Luft beträgt die Zunahme der Atmungsgröße 12 %.

b) Bei Einatmung von um $^1/_{70}$ Atmosphäre = 15 cm Wassersäule verdichteter Luft beträgt die Zunahme der Atmungsgröße 23 %.

c) Bei Einatmung von um $^1/_{50}$ Atmosphäre = 20 cm

Wassersäule verdichteter Luft beträgt die Zunahme der Atmungsgröße 35 %, dagegen

d) bei Einatmung von um $^1/_{40}$ Atmosphäre = 25 cm Wassersäule verdichteter Luft beträgt die Zunahme der Atmungsgröße nur 28 %!

Bei der Ausatmung in verdünnte Luft wird die Lunge gewissermaßen ausgesogen, und man verspürt ein Gefühl des Zusammenpressens des Brustkorbes. Objektiv findet man:

1. Daß die Exspiration in verdünnte Luft ausgiebiger ist, als in gewöhnliche Luft. Dieser Satz wird freilich von manchen Seiten bestritten, indessen ergaben die Versuche von Göbel und Stemmler eine Zunahme der Atmungsgröße und zwar:

a) Bei Ausatmung in um $^1/_{100}$ Atmosphäre = 10 cm Wassersäule verdünnte Luft um 19 %,

b) Bei Ausatmung in um $^1/_{70}$ Atmosphäre = 15 cm Wassersäule verdünnte Luft um 34 %,

c) Bei Ausatmung in um $^1/_{50}$ Atmosphäre = 20 cm Wassersäule verdünnte Luft um 48 %, dagegen bei Ausatmung in um $^1/_{40}$ Atmosphäre = 25 cm Wassersäule verdünnte Luft um nur 47 %.

Es erfolgt 2. eine Erhöhung der Lungenventilation durch Beförderung des Gasaustausches,

3. eine vermehrte Zusammenziehung der Lunge,

4. eine Erhöhung der vitalen Kapazität und der pneumatometrischen Werte entsprechend wie bei der Einatmung verdichteter Luft.

Wird nun abwechselnd verdichtete Luft eingeatmet und in verdünnte ausgeatmet, so steigt die Atmungsgröße in folgender Weise:

a) Bei Einatmung von um $^1/_{100}$ Atmosphäre verdichteter und Ausatmung in um $^1/_{100}$ Atmosphäre verdünnte Luft um 52 %,

b) Bei Einatmung von um $^1/_{70}$ Atmosphäre verdichteter und Ausatmung in um $^1/_{70}$ Atmosphäre verdünnte Luft um 60 %,

c) Bei Einatmung von um $^1/_{50}$ Atmosphäre verdichteter und Ausatmung in um $^1/_{50}$ Atmosphäre verdünnte Luft um 64 %.

Aus solchen Zahlen muß man doch wohl folgern, daß die aktive Methode bei richtiger Ausführung nicht allein eine einfache „Lungengymnastik“ sein kann.

Die Untersuchungen der Einwirkung auf das Herz und den Kreislauf haben zwar noch nicht zu einheitlichen Resultaten geführt, im wesentlichen kann man aber sagen, daß

1. durch die Einatmung der komprimierten Luft der Blutreichtum in den Venen des großen Kreislaufes vermehrt, in denen des kleinen vermindert und der Druck im Aortensystem herabgesetzt wird, und daß
2. durch die Ausatmung in verdünnte Luft die Aspiration von Blut in den Brustraum befördert und der Blutdruck erhöht wird.

Die therapeutische Verwendung der aktiven pneumatischen Methode und deren Gegenanzeigen.

Die Heilanzeigen der aktiven und passiven Methode decken sich bis zu einem gewissen Grade; der Übersichtlichkeit halber seien aber die Hauptanzeigen für die erstere hier nochmals zusammengestellt.

Wie über die physiologische Wirkung, so herrscht, wie bereits erwähnt, auch über die Heilwirkung unter den Ärzten noch Meinungsverschiedenheit, und es sei daran erinnert, daß neben Lobeserhebungen auch recht absprechende Urteile von sachverständiger Seite vorliegen. Das Richtige wird wohl in der Mitte liegen, und bei genauer Auswahl der Krankheitsfälle und zunehmender Erfahrung wird man manchem Kranken mit dem Verfahren nützen können. Wie ebenfalls schon betont wurde, hängt gerade hier sehr viel von der exakten Durchführung ab, also von der Gewissenhaftigkeit und Aufmerksamkeit des Patienten, von der Zuverlässigkeit des Personals, das in einem guten Inhalatorium nicht nur seine Apparate tadellos sauber halten, sondern auch deren Verwendung so genau kennen muß, daß es die Patienten auf etwaige fehlerhafte Benutzung aufmerksam machen kann, und endlich von der genauen sachgemäßen Anweisung des behandelnden Arztes. Bei den für die pneumatische Behandlung in Betracht kommenden Erkrankungen wird diese auch nie für sich allein therapeutisch verwendet werden, sondern es werden in der Regel mehrere Heilfaktoren zusammen am Erfolge mitwirken. Beim Aufenthalt in einem Kurort kommen da neben einer etwaigen gleichzeitigen Trink- oder Badekur oder neben einer speziellen örtlichen Behandlung namentlich die klimatischen und allgemeinen hygienisch-diätetischen Verhältnisse zur Geltung, wie Entfernung aus dem Beruf, größere Ruhe, regelmäßige und zweckmäßige Ernährung und eine gleichmäßige, von Schädlichkeiten freiere Lebensweise als zu Hause. —

Gewöhnlich kommen bei der Verordnung drei Grade von Druck resp. Verdünnung in Betracht: S c h w a c h, m i t t e l und s t a r k.

Schwacher Druck und schwache Verdünnung entsprechen einer Wassersäule von 10—12 cm Überdruck resp. Unterdruck.

Mittlerer Druck und mittlere Verdünnung entsprechen einer Wassersäule von 18—20 cm Überdruck resp. Unterdruck.

Starker Druck und starke Verdünnung entsprechen einer Wassersäule von 20—25 cm Überdruck resp. Unterdruck.

Daß höherer Druck (über $^1/_{40}$ Atmosphäre) zu Glottiskrämpfen führt und daher nicht verwendbar ist, wurde bereits erwähnt[1]).

Zweckmäßig erweist es sich vielfach für die Einatmung etwas schwächere, für die Ausatmung etwas stärkere Werte zu wählen.

---

[1]) Eine Atmosphäre = 760 mm Quecksilberdruck = 10 m (genauer 10,3 m) Wasserdruck.

Die Dauer einer Sitzung beträgt gewöhnlich 15—30 Minuten. Da der Ungeübte anfangs leicht Schwindel bekommt, ist es ratsam, im Beginn der Kur etwa nach 10—15 Atemzügen eine kleine Pause eintreten zu lassen, bei fortschreitender Übung nach 3—5—10 Minuten usw. —

1. Die Übung stellt zunächst eine gute Atemgymnastik dar und dient somit zur Kräftigung der Atemmuskulatur, sowie auch zur Erlernung einer gleichmäßigen, die Lunge voll ausnutzenden Atmung. Jeder Arzt, der viele Lungen zu untersuchen Gelegenheit hat, kann bestätigen, wie überraschend viele Menschen ihre Lungen unvollkommen ausnutzen und direkt ungeschickt atmen. Das weibliche Geschlecht steht hierbei an erster Stelle. Bei sonst Gesunden werden Terrainkuren, Bergsteigen, Rudern, Schwimmen und anderer vernünftig betriebener Sport in der Regel gleiche Resultate erzielen können. Kranke verschiedenster Art sind aber davon ausgeschlossen, während sie mit Vorteil Atemgymnastik am pneumatischen Apparat betreiben können.

2. Sein Hauptwirkungsgebiet ist der akute und namentlich der chronische Bronchialkatarrh. Sowohl der sogenannte Winterhusten, der bei älteren und schwächlichen Leuten auftritt und mit mäßiger Schleimsekretion verbunden ist, wie besonders der chronische Katarrh mit reichlichem farblosem und fadenziehendem Schleim, quälendem Husten und Atemnot infolge der Hustenanfälle, kommt hier in Betracht, mag die Ursache in einem verschleppten akuten Katarrh oder einer anderen Respirationskrankheit oder einer anderen Organerkrankung liegen.

Täglich 1—2 Sitzungen bei etwa $^1/_{50}$ Atmosphäre Überdruck und Unterdruck bringen die Schleimhaut zum allmählichen Abschwellen und den verstopfenden Schleim zur Expektoration. Es erfolgt eine bessere Lungenventilation und damit eine Abnahme der Atemnot, wodurch auch leichtere Zirkulationsstörungen wieder in normale Bahnen gelenkt werden können.

Zugleich wird prophylaktisch der häufigsten Folge-erkrankung des chronischen Bronchialkatarrhs, dem Lungenemphysem, vorgebeugt.

Die alternierende Atmung kräftigt die Atemmuskulatur und die gefährdete Elastizität des Lungengewebes.

Vielfach wird man bei diesen Katarrhen die Wirksamkeit der pneumatischen Einatmung noch erhöhen können, indem man geeignete Mineralwässer oder ein flüchtiges Medikament in der komprimierten Luft zerstäuben respektive verdunsten und mit ihr inhalieren läßt. Dies kommt namentlich bei der trockenen Form des Katarrhes und seinen asthmatischen Beschwerden in Betracht; für letztere kann unter Umständen wegen der erschwerten Exspiration, auch die Ausatmung in verdünnte Luft stärkeren Grades angezeigt sein. Die Atmung wird dann tiefer, ruhiger und freier, die Expektoration allmählich spärlicher, und diese Wirkung wird bei wiederholten Sitzungen immer nachhaltiger und dauernder.

3. Ist Lungenemphysem bereits vorhanden und damit die Elastizität der Lunge so geschädigt, daß sie gleichsam dauernd aufgebläht ist und eine inspiratorische Stellung beihehält, so ist theoretisch die Ausatmung in verdünnte Luft am Platz, um durch Luftabsaugung die Schweratmigkeit zu mildern. Da aber mit diesem Leiden stets Bronchialkatarrh verbunden ist, so vereinigt man Einatmung verdichteter und Ausatmung in verdünnte Luft zweckmäßig. Druck und Unterdruck $^1/_{60}$—$^1/_{40}$ Atmosphäre.

Bei Altersemphysem ist wegen der Starrheit des Brustkorbes und der Brüchigkeit der Gefäße Vorsicht am Platze, ein Erfolg hierbei auch kaum zu erwarten.

4. Asthma infolge von Bronchialkatarrhen, besonders häufig in den feineren Bronchien, wird in einer Reihe von Fällen günstig beeinflußt, in einer anderen bleibt der Erfolg aus, wie denn überhaupt diese Krankheit in bezug auf therapeutisch wirksame Mittel oft unberechenbar ist. Immerhin soll man aber, wo Gelegenheit vorhanden ist,

versuchen, ob nicht der qualvolle Zustand gelindert oder behoben werden kann.

Von anderen Stellen reflektorisch ausgelöstes Asthma wird vom pneumatischen Apparat nicht beeinflußt. Neben zweckentsprechender Allgemeinbehandlung (Luft und Wasser) ist es hier vor allen Dingen geboten, den Punkt aufzusuchen, von dem das Asthma ausgelöst wird und ihn dann lokal zu behandeln. Bekanntlich ist besonders häufig die Nase der Sitz der Reizstelle, und die sachgemäße Behandlung einer solchen, sei es einer Muschelschwellung, eines knorpligen oder knöchernen Dorns an der Scheidewand, oder die Entfernung von Polypen oder der Rachenmandel bringen nicht selten Heilung.

Reines Herzasthma ist nicht Gegenstand der pneumatischen Behandlung; dabei wirken Medikamente besser.

5. Lungenabschnitte, welche durch eine überstandene Rippenfellentzündung mit serösem Exsudat komprimiert und teilweise luftleer geworden sind, können durch Einatmung komprimierter Luft wieder atmungsfähig, und Verwachsungen zwischen beiden Brustfellblättern können durch vorsichtige Übung am pneumatischen Apparat — eventuell unter gleichzeitiger Verwendung eines Kompressionsapparates auf der gesunden Seite — allmählich gedehnt werden. Selbst kleine seröse Exsudatreste können nach völligem Ablauf des entzündlichen Stadiums zu rascherer Aufsaugung gelangen unter Vermehrung der Urinmenge.

6. Bei eitrigen Exsudaten im Brustfellraum hat man nach dessen operativer Eröffnung und nach der Entleerung des Eiters eine raschere Entfaltung der komprimierten Lunge und das wieder Aneinanderlegen der Brustfellblätter beobachtet.

7. Bei Herzkranken kommen „Stauungskatarrhe“ infolge von geringgradiger Herzschwäche oder von Herzfehlern, besonders Mitralklappenfehlern, in Betracht. Auch kann die regelmäßige und vertiefte Atmung günstig auf die Tätigkeit des Herzens und seine Ernährung wirken.

Als **Gegenanzeigen** sind auch bei der aktiven pneumatischen Behandlung fieberhafte Erkrankungen und nicht kompensierte Herzklappenfehler anzusehen, ferner die Sklerose der Kranzgefäße des Herzens und Aneurysmen und vorgeschrittenere Sklerose der übrigen Körperarterien.

Lungenschwindsucht schließe ich vom pneumatischen Apparate aus, weil erkrankte, infiltrierte Lungenteile am besten möglichst ruhiggestellt und nicht durch längeres Atmen am Apparat gedehnt werden sollen, und weil infektiöses Sekret durch die Einatmung der verdichteten Luft aus den Luftröhren in noch gesunde Lungenpartien verschleppt werden könnte.

B. Die Inhalationsbehandlung.

Bei der Inhalationsbehandlung wird die Einatmungsluft in der Weise für Heilzwecke verändert, daß man ihr Medikamente in Form von Gasen, Dämpfen oder Dünsten beimengt, oder solche in wässeriger Lösung darin zerstäubt, und daß man ferner ihre Temperatur und ihren Feuchtigkeitsgehalt nach Bedarf reguliert.

Daß pulverförmige Inhalationen zu Heilzwecken nicht mehr verwendet werden, ist bereits erwähnt; daß beigemengte gasförmige Stoffe mit der Luft in die Tiefe der Atmungsorgane einzudringen vermögen — sofern sie überhaupt respirabel sind, d. h. keinen die Einatmung unterbrechenden Stimmritzenkrampf erzeugen, — ist ohne weiteres klar und verständlich.

Lange Zeit aber hat man darüber gestritten, ob und in wie weit zerstäubte Flüssigkeit, die bei Inhalationen ja am häufigsten verwendet wird, in die gesunden und kranken Atmungswege eindringen kann. Daß feste Körper in feinster Verteilung im täglichen Leben bis in die feinsten Verzweigungen gelangen, ist lange bekannt: Bei den Bewohnern der Städte findet man stets Ruß, bei Bergleuten Kohlepartikel, bei Steinhauern und Zementarbeitern die staubförmigen Produkte ihrer Tätigkeit in der Tiefe der Lungen. Die Zahl dieser Beispiele ließe sich leicht vermehren. Es war also von vornherein wahrscheinlich, daß bei genügend feiner Zerstäubung auch Flüssigkeit in die feinsten Verzweigungen der Atmungsorgane gebracht werden könnte. Der Beweis dafür wurde durch zahlreiche Experimente geliefert, in denen teils Farbstofflösungen, teils Substanzen, die chemisch leicht nachweislich waren, wie Jod, Borsäure, Silberlösungen, von Tieren inhaliert wurden und dann in deren Lungen nachgewiesen werden konnten. Der Nachweis des Eindringens in die oberen Luftwege — Nase, Rachen und Kehlkopf — kann bereits am Lebenden durch Untersuchung mit dem Spiegel geführt werden.

Für das Vordringen zerstäubter Flüssigkeit in die feinsten Bronchialverzweigungen und in die Lungenbläschen sind aber zwei selbstverständliche Vorbedingungen zu erfüllen.

Zunächst muß der Nebel so fein sein, daß die Nebelbläschen eine erheblich geringere Größe haben als die engsten zu passierenden Luftkanäle und die Lungenalveolen. Ein großer Teil des Sprühnebels wird ja schon unterwegs auf die Bronchialwandungen aufprallen und da zerfließen, ein anderer Teil wird aber mit der Atmungsluft dann bis in die letzten Verzweigungen geführt werden.

Die Fortschritte moderner Technik haben uns nun Inhalationsapparate geliefert, welche überaus feine Zerstäubung liefern. Ich führe zwei Beispiele dafür an. In dem verbreiteten von Dr. Bulling-Reichenhall angegebenen Apparat wird durch eine Zerstäubungsdüse ein Sprühnebel geliefert, der vermittels mehrerer Luftdüsen nochmals von Druckluft getroffen und dadurch noch feiner verteilt wird, so daß die einzelnen Tröpfchen vielfach einen Durchmesser von 0,012—0,018 mm, die meisten sogar von nur 0,0006 mm bis zur Grenze des bei 500 facher Vergrößerung noch sichtbaren haben. — In einem unter meiner Leitung vor einigen Jahren eingerichteten Inhalatorium ließ ich den kleineren Waßmuthschen Apparat mit Reifs Zerstäubungsdüse aufstellen, bei dem die Zerstäubung mittels Dampf erfolgt, der durch einen elektrischen Heizapparat noch überhitzt werden kann. Für diesen Apparat liegen nach Gerlachs Untersuchungen folgende Zahlen vor: Bei Zerstäubung mit nicht überhitztem Dampf fielen auf einer Glasplatte auf einen qcm Fläche in einer halben Minute etwa 2300 Tröpfchen nieder, die in der

Mehrzahl einen Durchmesser von 0,044 mm hatten. Wurde dagegen der Dampf überhitzt, so fielen in einer halben Minute auf der gleich großen Fläche etwa 12 970 Tröpfchen nieder, von denen die meisten etwa 0,001 mm groß waren. Manche waren größer bis zu 0,012 mm, viele kleiner bis zur Größe des bei 450 facher Vergrößerung sichtbaren.

Bedenkt man, daß die Durchmesser der Endverzweigungen der Bronchien etwa 0,3—0,4 mm betragen und die der Lungenbläschen 0,1—0,3 mm, und daß diese sich bei der Einatmung noch um das Dreifache ihres Volumens erweitern können, so ist es klar, daß selbst wenn zahlreiche Nebelbläschen unterwegs aufprallen und haften bleiben, sehr viele in die mehrere hundert Male geräumigeren letzten Bronchialverzweigungen und Lungenalveolen eindringen müssen.

Dieser Satz erleidet freilich noch eine Einschränkung, die an die zweite der erwähnten Vorbedingungen sich knüpft. Die zerstäubte Flüssigkeit kann ebenso wie Dämpfe oder Gase natürlich nur in diejenigen Bronchien und Lungenpartien eindringen, welche die Luft auch ansaugen, d. h. wirklich atmen. Bronchien, die durch die Schwellung ihrer Schleimhaut oder durch reichliche Schleimmassen verschlossen sind, und Teile der Lunge, die etwa durch Exsudate von außen zusammengedrückt oder von Entzündungsprodukten vollgestopft sind, können von der Atmungsluft und den von ihr getragenen Medikamenten nicht bestrichen werden. In diesen Fällen kann die Inhalation also nur bis zur Grenze zwischen Gesundem und Krankem wirken, hier muß sie allmählich die entzündete Schleimhaut zum Abschwellen bringen, Sekrete verdünnen und Entzündungsprodukte allmählich lösen, so daß sie herausbefördert werden können. Sie muß sich also gewissermaßen Schritt für Schritt in die Tiefe arbeiten. An diesem Punkte liegt aber auch die Grenze der Leistungsfähigkeit der Inhalationsbehandlung, denn in der angedeuteten Weise sich vorwärts zu arbeiten, vermag sie nur bei katarrhalischen Schwellungen der Schleimhaut, bei zähem Sekret, welches verflüssigt werden kann und bei trockenen Krusten, die gelöst werden können. Gegenüber der Kompression durch Exsudate von außen und gegenüber starren entzündlichen Infiltraten, z. B. bei Lungenentzündungen und Tuberkulose, ist sie machtlos. Da müssen andere Heilfaktoren eintreten, und die Inhalation kann höchstens eine unterstützende Rolle übernehmen. Die Verkennung dieser Tatsache hat oft zu falscher Anwendung, infolgedessen zu unbefriedigenden Resultaten und dadurch zu einer Mißachtung der Inhalationen geführt. Nur in einer umschriebenen Anzahl von Erkrankungen kann die Inhalationsbehandlung für sich zum Ziele führen, meist noch in Verbindung mit anderen diätetischen, physikalischen oder chemischen Heilmitteln. Dann aber muß sie als wirksames Glied in der Behandlung angesehen werden. —

In den beiden schon angeführten Beispielen von Inhalationsapparaten waren bereits die Triebkräfte genannt, durch welche die Zerstäubung bei der Inhalation flüssiger Medikamente erzielt zu werden pflegt, die Druckluft und der Dampf. Ihre Stärke ist bei den einzelnen Apparaten verschieden und wird bei deren Beschreibung noch vermerkt werden. — Für die Inhalation von Gasen und Dünsten kommen diese Kräfte nicht in Betracht; bei jenen handelt es sich nur darum, sie in einer für den Patienten bequemen Weise und im nötigen Mischungsverhältnis mit der Luft den Atmungsorganen zuzuführen.

In der Konstruktion des eigentlichen Flüssigkeitszerstäubers sind fast alle Apparate auf das Prinzip der drei älteren Systeme zurückzuführen, die nach ihren Erfindern Sales-Girons, Matthieu und Bergson benannt werden.

Der erstere ließ die durch Luftdruck mit bedeutender Kraft in feinem Strahl aus einer engen Rohrspitze herausgepreßte Flüssigkeit auf eine gegenüberstehende Platte aufspritzen und erzielte dadurch die Zerstäubung. Matthieu ließ komprimierte Luft zugleich mit der Flüssigkeit aus einer kapillaren Rohröffnung austreten, wobei die erstere die letztere fein verteilte. Bergson, dessen „Hydrokonion“ (s. Fig. 1) früher schon erwähnt wurde, wählte zwei zu einer feinen Spitze ausgezogene Glasröhrchen, die im rechten Winkel zueinander standen. Die unter Druck aus der einen Spitze hervortretende Luft aspirierte die medikamentöse Flüssigkeit im zweiten Rohr aus ihrem Behälter und zerstäubte sie.

Bei der großen Anzahl der jetzt existierenden Inhalationsapparate ist es nicht möglich, sie alle in dem Rahmen dieser Schrift aufzuzählen oder gar zu beschreiben. Wir müssen uns in der Auswahl beschränken, und es sollen aus rein praktischen Gründen zwei Gruppen gebildet werden, deren erste die Apparate umfaßt, welche durch ihre Größe und ihren Preis dem Patienten die Anwendung zu Hause und außerhalb eines Inhalatoriums gestatten. Die zweite Gruppe schildert die Apparate, die wegen ihres Preises, ihrer Größe oder ihrer komplizierteren Montierung im allgemeinen nur in Inhalatorien benutzt werden. Aus der ersteren sind einige charakteristische Vertreter geschildert, die sich in der Praxis bewährt haben, in der zweiten Gruppe sind die Apparate beschrieben, welche das staatliche Inhalatorium in Bad Nauheim enthält, das erst vor wenigen Jahren neu errichtet, eine gute und zweckmäßige Zusammenstellung besitzt. Ein System, das in den letzten Jahren viel von sich reden machte, der Freizerstäuber von Bulling und (anmerkungsweise) die Lignosulfitinhalation, sind außerdem noch aufgeführt.

I. Kleinere Inhalationsapparate, welche sich für den häuslichen Gebrauch eignen.

Wohl der bekannteste und verbreitetste Apparat zur Zerstäubung flüssiger Medikamente ist der von **Siegle** im Jahr 1865 erfundene, der auf dem Prinzip des Bergsonschen Hydrokonions beruht. In einem kleinen Kessel wird mittels einer Spirituslampe der Dampf erzeugt, der durch eine feine Rohrspitze austritt und in einem davor senkrecht stehenden Röhrchen das flüssige Medikament aus seinem Behälter emporsaugt und zerstäubt. Dieser Apparat hat von Oertel und anderen in verschiedener Weise Verbesserungen erfahren, die sich namentlich auf das Material, das Sicherheitsventil, Verstellbarkeit in der Höhe, Anbringung eines Inhalierzylinders von Glas, einer Auffangschale für Kondenswasser usw. beziehen. (Fig. 7.)

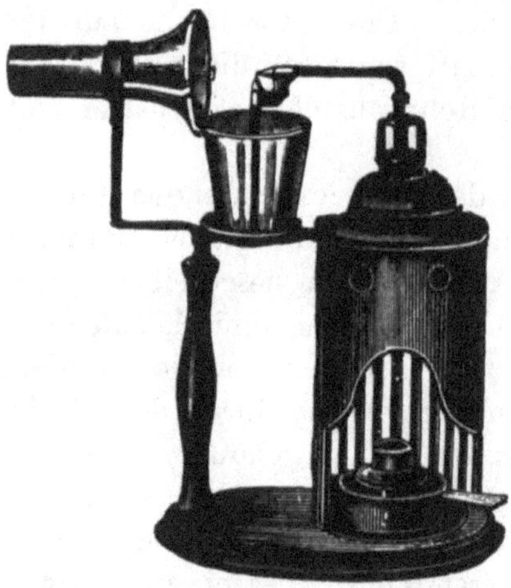

Fig. 7. Gebräuchlichster Inhalationsapparat (nach Siegle).

Der Apparat gibt eine mäßig feine warme Zerstäubung und ist ganz zweckmäßig bei Erkrankungen der oberen Luftwege, Rachen, Kehlkopf und allenfalls der Luftröhre; für die tieferen Luftwege dürfte er kaum ausreichen.

Vor der jedesmaligen Benutzung ist es wichtig zu kontrollieren, daß der Dampfkessel zur Hälfte bis zwei Drittel mit Wasser gefüllt ist, daß das Sicherheitsventil gut funktioniert und die Zerstäubungsröhrchen rein sind, damit auch wirklich eine Aspiration statt hat.

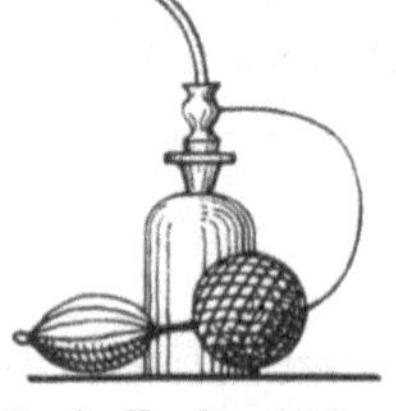

Fig. 8. Handzerstäuber mit Doppelgebläse.

Sprayapparate für den Handbetrieb mittels eines einfachen oder doppelten Gummigebläses sind in verschiedenen Modifikationen angegeben. Hierbei tritt die Luft als Motor gleichzeitig mit dem Medikament aus der feinen Öffnung eines doppelwandigen Glas- oder Hartgummiröhrchens, wobei die Zerstäubung erfolgt. Diese Apparate werden vorzugsweise bei trockenen Katarrhen der Nase und des Nasenrachenraums mit Borkenbildung verwendet und geben infolge des Luftgebläses eine kühle und dabei meist grobe Zerstäubung. (Fig. 8.)

Ein neuerer sinnreicher, freilich schon kostspieliger Apparat ist **Bullings Thermovariator,** der gestattet, die

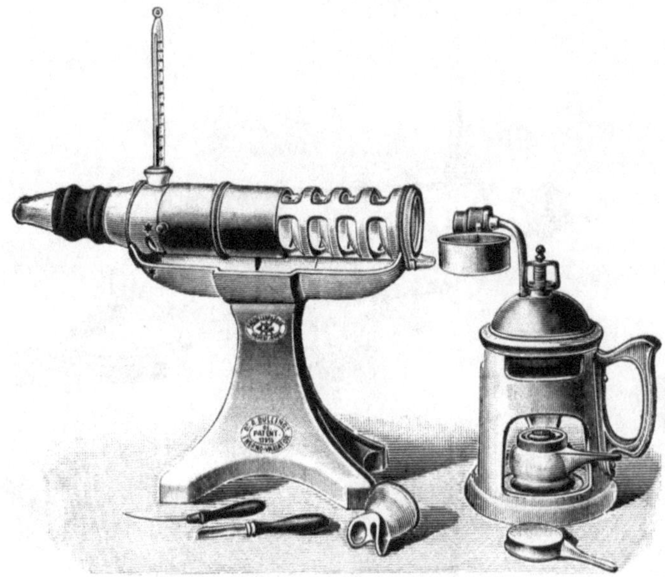

Fig. 9. Bullings Thermovariator (offen).

Temperatur des Zerstäubungsnebels genau zu regulieren und am Thermometer zu kontrollieren. Er findet bei Nasen- und Halskrankheiten Verwendung. (Fig. 9 u. 10.)[1])

Auf einem Fuß liegt ein Zylinder aus Porzellan oder Metall, der oben den Thermometer und vorn das Ansatzstück für den Inhalenten trägt. Am anderen Ende des Zylinders befindet sich eine Reihe horizontaler Trichter,

---

[1]) Bezugsquelle: Dr. Bulling-Inhalatorien, Bau- und Betriebs-Gesellschaft, Wien IV.

deren letzter das den Dampf aus dem Dampfkessel zuführende Rohr mit der Zerstäubungsdüse aufnimmt. Zwischen den einzelnen Trichtern sind für den Zufluß der Luft ringförmige Öffnungen vorhanden. Der Kessel wird mit Spiritus geheizt. Der Zylinder ist nach dem hintern Ende zu so verschieblich, daß er die Trichter und die ringförmigen Öffnungen völlig abschließen kann (wie das die Fig. 10 ver-

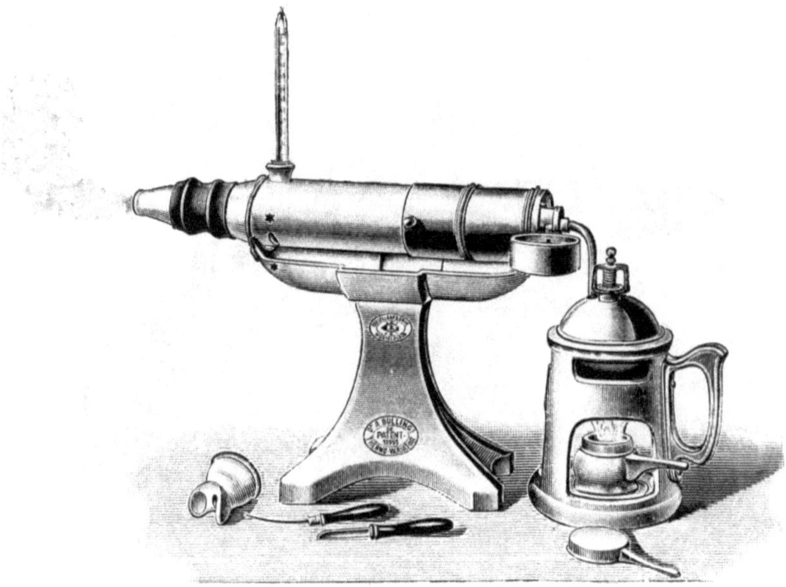

Fig. 10. Bullings Thermovariator (geschlossen).

anschaulicht). Damit ist die Regulierbarkeit der Temperatur des Inhalationsgemenges gegeben. Sind alle Öffnungen zwischen den Trichtern verschlossen, so strömt der Spray (= Dampf und medikamentöse Flüssigkeit) heiß bis zum Mundstück. Läßt man durch Vorschieben des Zylinders durch eine oder mehrere Öffnungen Luft zutreten, so kann das Inhalationsgemenge beliebig zwischen 20 und 80° C. reguliert werden.

Die Düse besteht aus einem Gefäß mit einem schnabelförmigen Spalt. In diesem steigt das Medikament durch

Kapillar-Attraktion empor und wird durch den darüber hinweg streichenden Dampf zur Zerstäubung gebracht. —

Die Inhalation von flüchtigen Stoffen, Dämpfen und Dünsten kann sich in manchen Fällen recht einfach gestalten. Wenn man Medikamente, wie z. B. Terpentinöl oder Latschenkieferöl, auf Watte oder Fließpapier träufelt und in die Nähe des Kranken legt, so findet bereits eine Einatmung der Dünste statt. Eine reichlichere Verdunstung erfolgt, wenn man diese Mittel in einen Topf mit heißem Wasser gießt. Es kann dann die Zimmerluft gleichmäßig mit dem Dunst erfüllt oder direkt durch einen Trichter eingeatmet werden. Beim erstgenannten Verfahren werden natürlich nur spärliche Mengen zur Einatmung gelangen.

Eine reichlichere und andauernde Zuführung des Medikamentes findet statt durch Anwendung der **Inhalationsmasken**, z. B. der von Curschmann angegebenen. (Fig. 11.) Die Blechmaske trägt auf ihrer Kuppel eine beiderseits mit einem Drahtgitter abgeschlossene Kapsel, in welche mit dem flüchtigen Stoffe befeuchtete Watte oder Mull eingelegt wird, und durch die hindurch bei der Atmung der Luftstrom streicht. Am freien Rand trägt die Maske, die vor Mund und Nase gebunden wird, einen weichen Gummirand zur Abdichtung. Ähnliche Apparate haben Hausmann und Klein angegeben.

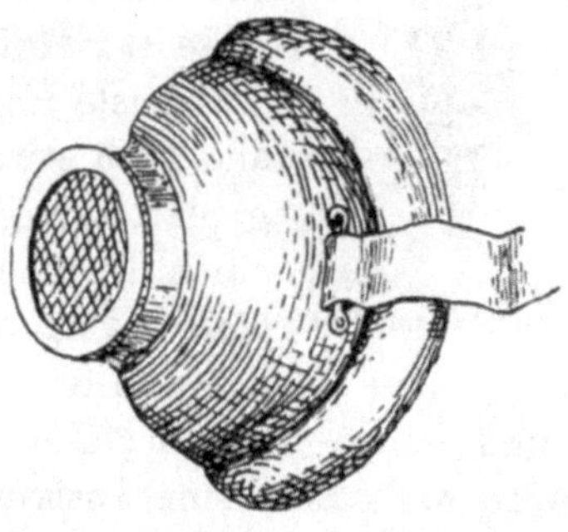

Fig. 11. Curschmannsche Maske.

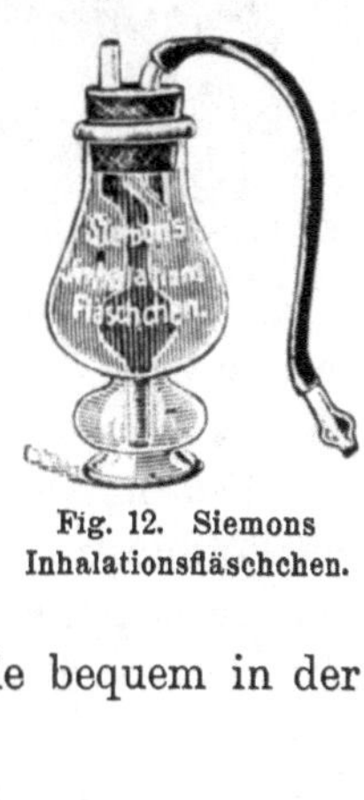

Fig. 12. Siemons Inhalationsfläschchen.

Zur Einatmung flüchtiger Stoffe eignet sich auch **Siemons Inhalationsfläschchen**, bei dem das Mittel am Boden einer besonders gebauten Flasche, die bequem in der

Tasche getragen werden kann, sich befindet. Die Atmung geschieht durch einen Schlauch mit Mundstück. (Fig. 12.)

Ferner nenne ich **Olbergs Inhalationspfeifchen**, das in seinem Aussehen an eine Tabakspfeife erinnert. Ein weites Glasrohr enthält zahlreiche Glasperlen, die mit dem Medikament benetzt werden. Über diese streicht die Luft, sättigt sich dabei mit den Dünsten und gelangt sodann durch ein gebogenes enges Rohr, das Mundstück, zur Einatmung. Die ausgeatmete Luft entweicht durch einen kurzen seitlichen Stutzen mit Gummiventil. (Fig. 13.)

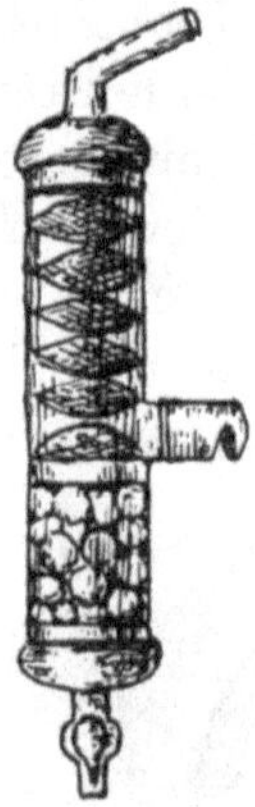

Fig. 13. Olbergs Inhalationspfeifchen.

Ein sehr zweckmäßiger kleiner Apparat zur Einatmung flüchtiger Stoffe durch die Nase ist **Feldbauschs Naseninhalator.** Das einfachste und beste Modell desselben besteht aus zwei etwa 1—1 $^1/_2$ cm langen seitlich abgeplatteten Aluminiumröhrchen, die durch einen kleinen Bügel miteinander verbunden sind. (Fig. 14.) In den Röhrchen stecken aufgerollte Stückchen Fließpapier, die durch einen Tropfenzähler mit dem Medikament getränkt werden. Das kleine Instrument wird in die Nase eingeschoben und haftet von selbst. Es kann ohne Störung und ohne besonders auffällig zu sein stundenlang am Tage, selbst bei der Arbeit und im Freien, und sogar während des Schlafes getragen werden. Nur bei starken Verbiegungen der Nasenscheidewand ist es nicht gut verwendbar. Sonst aber schätze ich es sehr und habe es in zahlreichen Fällen mit Nutzen verwendet.

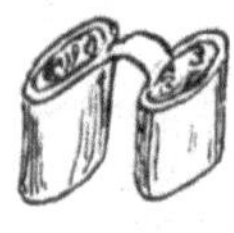

Fig. 14. Feldbauschs Naseninhalator.

Um flüchtige Stoffe in der Wärme rasch und energisch zur Verdunstung zu bringen, hat **Saenger** einen sehr zweckmäßigen **Apparat** konstruiert, der es ermöglicht, gleichzeitig mit dem verdunsteten Mittel auch warmen Wasserdampf einzuatmen. (Fig. 15.)[1] Er besteht aus einem kleinen Dampfkessel aus Kupfer- oder Weißblech mit Bergsonschen Winkelröhrchen, Sicherheitsventil und gläsernem Einatmungstrichter. Unter dem Deckel des Dampfkessels ist in dem letzteren, aber gegen ihn ganz abgeschlossen, eine kleine Kammer von nicht rostendem Metall eingebaut, in die von außen durch eine besondere Öffnung, durch welche auch dauernd frische Luft zutritt, das Medikament eingefüllt wird. (Fig. 16.) Die Heizung besorgt eine Spirituslampe. Der im Kessel sich entwickelnde Dampf bringt durch seine Hitzewirkung das Medikament in der kleinen

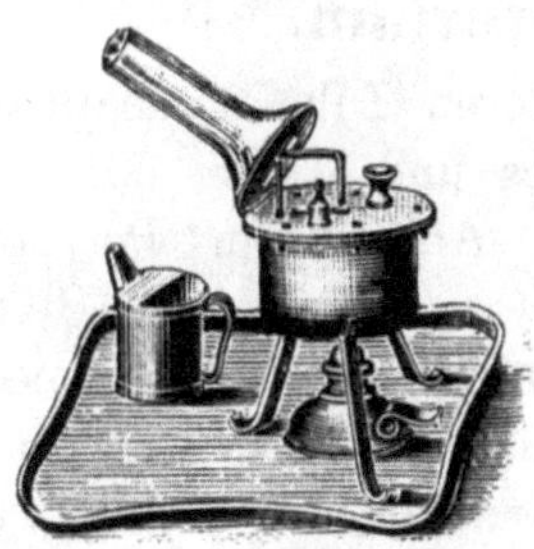

Fig. 15. Saengers Inhalationsapparat.

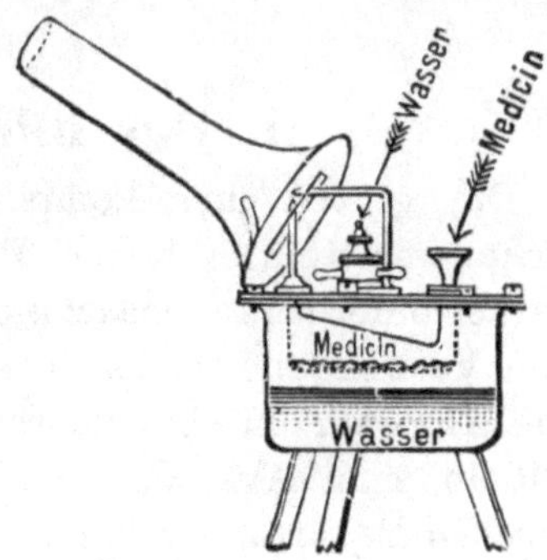

Fig. 16. Derselbe im Durchschnitt.

Kammer zur Verdampfung. Die Dämpfe entweichen durch das eine Röhrchen des Winkels, während der ansaugende Wasserdampf durch das andere austritt; am Scheitelpunkt des Winkels vereinigen sie sich und gelangen durch den Glastrichter zur Inhalation.

Diese Beispiele kleinerer Inhalationsapparate mögen genügen. Bevor wir nun zur Beschreibung eines großen Inhalatoriums übergehen, sei mit wenigen Worten nochmals der Räucherungen gedacht, die sich hier folgerichtig anzugliedern haben. Hierzu bedarf es weiter keiner Apparate. Wie schon in der Einleitung kurz bemerkt wurde, werden die in Rauch zu verwandelnden Substanzen ent-

[1]) Fabrikant: O. Gentsch, Magdeburg.

weder offen auf einem Teller verbrannt — so das Salpeterpapier, die Räucherkerzen und die pulverförmigen Asthmamittel —, und der Qualm wird tief eingeatmet, oder man bringt das Medikament in die Form einer Zigarette, die geraucht wird. Die Asthmazigaretten dürften jedem Asthmapatienten wohl bekannt sein.

Von gasförmigen Inhalationen wären hier noch die Sauerstoffeinatmungen zu erwähnen. Sie werden zweckmäßig im Zusammenhang mit dem später zu schildernden Apparat abgehandelt, und es sei daher an dieser Stelle auf den betreffenden Abschnitt (Seite 66) verwiesen.

II. Das Inhalatorium.

Die großen und komplizierteren Inhalationsapparate, welche wegen ihres hohen Preises und wegen der außerdem erforderlichen maschinellen Anlage im Privathaus keine Verwendung finden können, sind in vielen Städten und Kurorten in besonderen Inhalatorien zusammengestellt in einer Auswahl und Vollständigkeit, wie sie den speziellen Bedürfnissen des betreffenden Kurortes, die naturgemäß durch die Art seiner Quellen bestimmt werden, entspricht. Wenn wir die bewährten älteren und neueren Systeme von Lewin, Clar, Heryng, Jahr, Schnitzler, von Hößle u. a. hier nur dem Namen nach nennen und uns bei der näheren Schilderung, mit einer Ausnahme, auf die in dem 1902 erbauten staatlichen Inhalatorium in Bad Nauheim aufgestellten Apparate beschränken, so geschieht dies nicht in einer Unterschätzung der genannten Systeme, sondern in der Absicht, dem Leser einen Überblick über eine zweckmäßige Gesamtanlage zu geben.

In dem Untergeschoß des Gebäudes befinden sich die Räume für den Dampfkessel, die Motoren, die Wasser- und Luftpumpen (letztere auch für die in demselben Gebäude befindlichen pneumatischen Apparate), Reparaturwerkstätte usw.; im Erdgeschoß, angegliedert an einen geräumigen Wartesaal, liegen die für die Inhalations- und pneumatischen Apparate bestimmten Räume.

Praktisch kann man die Apparate in zwei Gruppen teilen, erstens die Freizerstäuber und zweitens die Einzelapparate.

1. Die Freizerstäuber.

Die Freizerstäuber erfüllen den ganzen Raum, in dem sie sich befinden, mit ihrem Zerstäubungsnebel, der von den bequem auf einem Sessel sitzenden Inhalierenden eingeatmet wird. In Bad Nauheim sind die vielerorts verbreiteten Systeme von Waßmuth und Heyer vertreten und in Sälen angebracht, die mehreren Personen gleichzeitig zum Aufenthalt dienen (sog. Gesellschaftsinhalation). — In Kurorten, an denen viele Patienten mit ansteckenden Erkrankungen der Atmungswege zusammenströmen, verwendet man jetzt vielfach auch kleinere Freizerstäuber in Einzelkabinen, deren Fußbodenbelag und deren gestrichene Wand nach jedesmaligem Gebrauch mit einem Wasserstrahl gereinigt werden können.

a) Waßmuths Freizerstäuber.

Mittels einer durch einen Motor getriebenen Pumpe (Fig. 17, a) gelangt die gekochte 3prozentige, völlig klare Sole aus einem Behälter (b) durch Steigrohr und Windkessel (d, w) nach dem Apparat (r), wird durch die Zerstäuber im Innern desselben hindurchgepreßt und dann, nachdem sie gegen die inneren Wandungen des Gehäuses angeprallt, in Form von kalten Dämpfen aus der Kreisöffnung (g) in den Zimmerraum eingeführt. Die Zerstäubung geschieht so, daß mit einem Druck von 6—8 Atmosphären mehrere etwa 0,5 mm starke Flüssigkeitsstrahle unter einem spitzen Winkel an einem Punkt aufeinandertreffen. Die damit erzielte Verteilung ist schon eine sehr ausgiebige. Sie wird aber dadurch vervollkommnet, daß bis zum Austritt aus dem Apparat die Partikelchen noch wiederholt auf gewölbte Flächen aufschlagen und zerstäuben. Wird der Apparat in Betrieb gesetzt, so erfüllt ein äußerst feiner, einem zarten Nebel vergleichbarer Dunst den ganzen Raum.

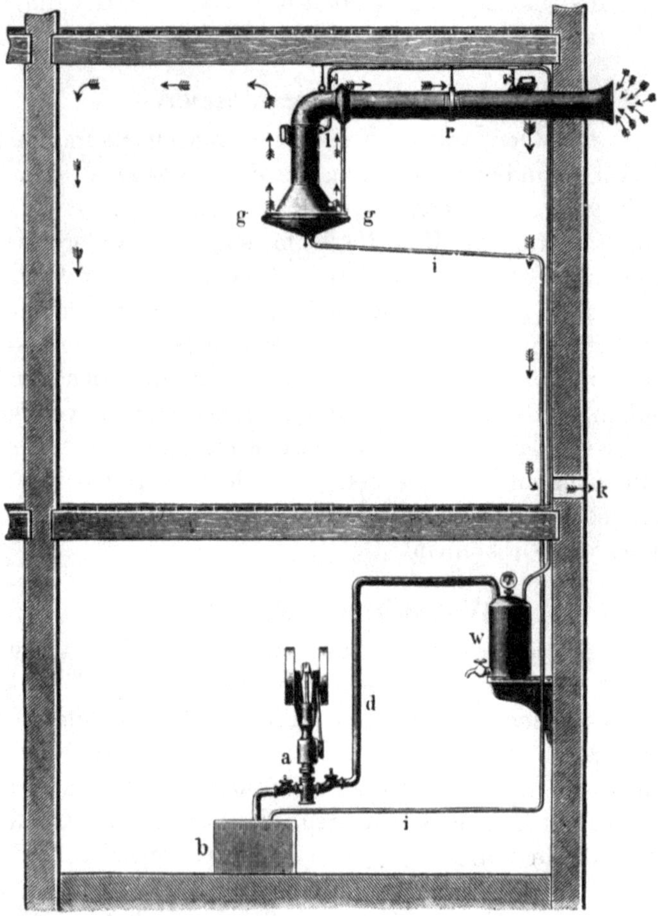

Fig. 17. Anlage des Waßmuthschen Freizerstäubers.

Der Feuchtigkeitsmesser steigt allmählich bis auf 95 % relativer Feuchtigkeit, ohne daß sich die Nässe unangenehm bemerklich macht. Der Apparat hängt ampelartig von der Decke herab. (Fig. 18.) Mit diesem System ist eine vortreffliche Ventilationseinrichtung verbunden. Die lebendige Kraft der zerstäubten Flüssigkeit wird zum Ansaugen frischer Außenluft benutzt. Sie wird in einer Menge von bis zu 900 cbm pro Stunde zugeführt und beim

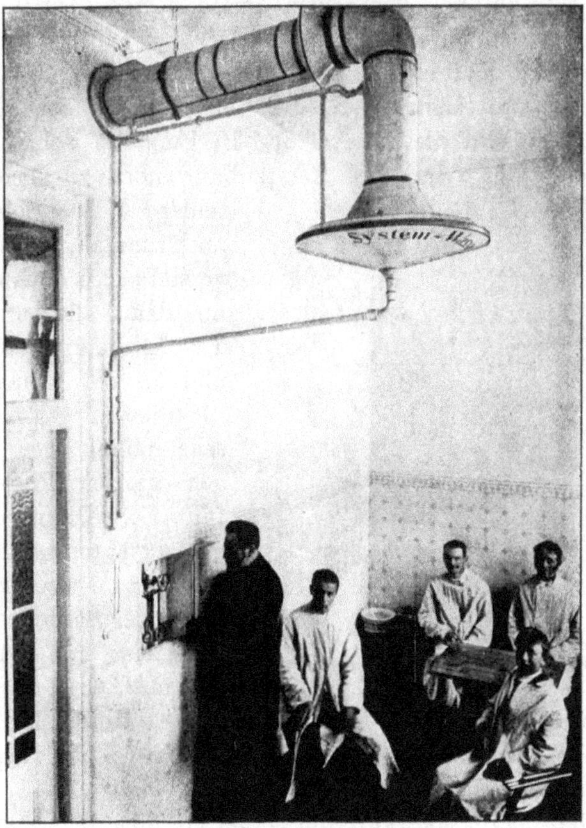

Fig. 18. Waßmuths Inhalationsraum (im Städt. Krankenhaus l. d. I., München).

Passieren des Zerstäubungskegels von allen Verunreinigungen befreit. Die verbrauchte Luft entweicht dem Inhalationsraum durch eine an seinem Fußboden angebrachte Öffnung (Fig. 17, k). Nur die feinstverteilten Flüssigkeitsteilchen vermögen durch die Ampel auszutreten, die weniger feinen sammeln sich innerhalb des Apparats zu Tropfen und gelangen durch eine Rohrleitung (i) zum Bassin zurück.

b) Heyers Freizerstäuber.

Während bei dem eben geschilderten Apparat die Flüssigkeit unter Druck eingepreßt wird, arbeitet Heyers Apparat mit gepreßter Luft von $1^1/_2$ Atmosphären. Aus einem an der Decke hängenden, die Sole enthaltenden Gefäße (Fig. 19, e) wird diese durch drei Bergsonsche Röhrchen (c) fein zerstäubt. Um diese Zerstäubung noch zu verfeinern schlägt der Solestaub noch einmal gegen einen verstellbaren Glasschirm, an dem alle dickeren Tropfen hängen bleiben und in die Schale zurückfließen, während ein sehr feinblasiger Nebel den ganzen Raum erfüllt. Soll Koniferengeist mit zerstäubt werden, so genügen einige in das Gefäß gegossene Tropfen. Um diese mit der Sole zu mischen, geht ein Röhrchen (k) mit feiner Spitze bis beinahe auf den Boden des Gefäßes. Aus diesem Röhrchen strömende Luft rührt die Sole und das Koniferenöl innig durcheinander.

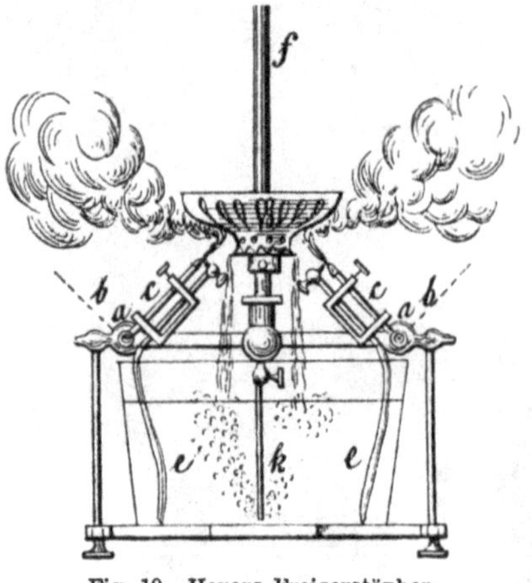

Fig. 19. Heyers Freizerstäuber.

Die Ventilation wird durch die aus den Zerstäubungsspitzen und der Rührspitze austretende Luft im Gang gehalten.

c) Bullings Freizerstäuber.

Ein neues Prinzip der Freizerstäubung ist durch Dr. Bullings Apparat eingeführt worden (Fig. 20). Dieser Apparat ist zwar in Bad Nauheim nicht vorhanden, sei aber wegen der originellen Konstruktion und wegen der Verbreitung, die er in kurzer Zeit gefunden hat, hier erwähnt. Die Zerstäubung erfolgt zunächst durch eine Düse *ZD*, zu der in einem inneren Rohr *S* Preßluft empordringt. Dadurch wird in einem umgebenden Mantelrohr *D* die Flüssigkeit ange-

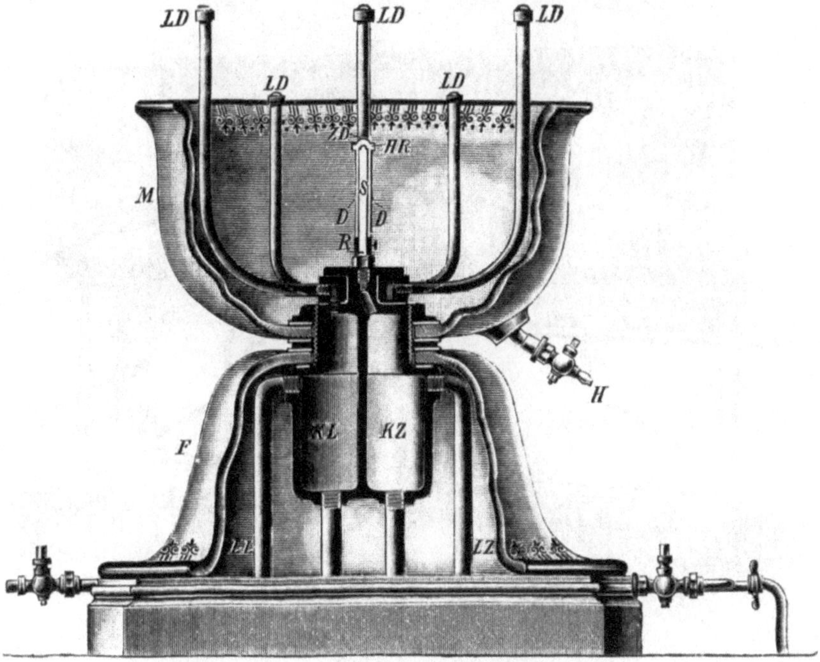

Fig. 20. Bullings Freizerstäuber (Durchschnitt).

saugt und durch eine enge Öffnung an der Spitze der Düse ein bereits feiner Flüssigkeitsstaub senkrecht in die Höhe geschleudert. Um diese Zerstäubung noch zu verfeinern, sind um die Zerstäubungsdüse herum — und dies ist die besondere Eigentümlichkeit des Systems — eine Anzahl längerer und kürzerer Röhrchen *LD* angebracht, aus denen komprimierte Luft frei ausströmt. Diese zerreißt die zerstäubte Flüssigkeit weiter in allerfeinste Tröpfchen und verbreitet sie als Nebel in dem Raum. Die Preßluft passiert eine Wärmeschlange, wodurch ihr die wünschenswerte Temperatur gegeben werden kann.

Welch feine Zerstäubung durch die modernen Apparate erzielt wird, ist grade an dem Beispiel dieses Systems in der Einleitung zur Inhalationsbehandlung zahlenmäßig gezeigt worden.

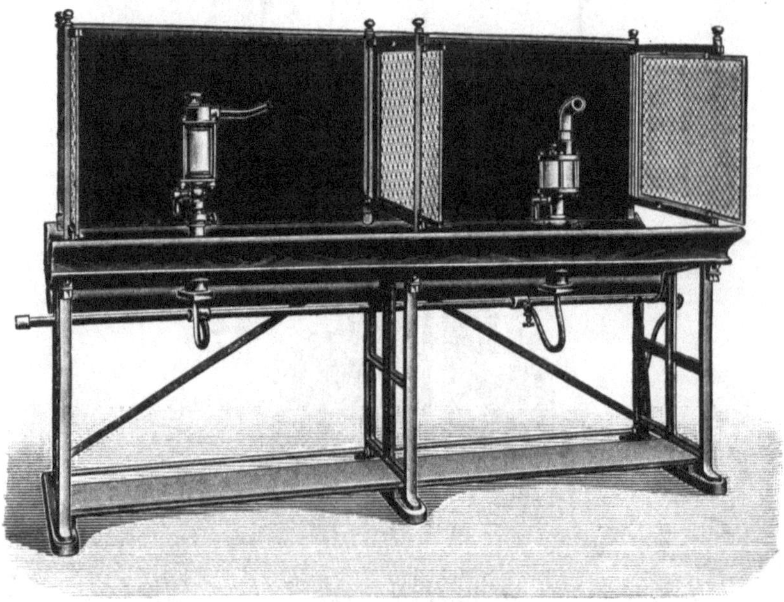

Fig. 21. Inhalationstisch.

2. Die Einzelapparate.

Die Einzelapparate dienen einer einzelnen Person zur Inhalation direkt durch den Mund oder die Nase. Sie sind auf einer Tischplatte befestigt, die nach hinten zu so geneigt ist, daß das darauffallende Wasser gut abläuft, ohne die vor dem Apparat sitzende Person zu belästigen (Fig. 21 u. 22). Durch eine Schraube an ihrem Fuß können sie auf verschiedene Höhen eingestellt werden, und zwischen je zwei Plätzen läßt sich eine auf Rollen laufende Scheibe aus Mattglas vorziehen, so daß der Inhalierende nicht den Blicken des Nachbars ausgesetzt ist.

Alle Systeme dienen zur Zerstäubung von Mineralwasser oder von Medikamenten in wässeriger Lösung. Dazu lassen sich außerdem Zusätze von flüchtigen Stoffen machen, die jedoch nicht eigentlich zerstäubt, sondern nur in Gasform zur Inhalation kommen.

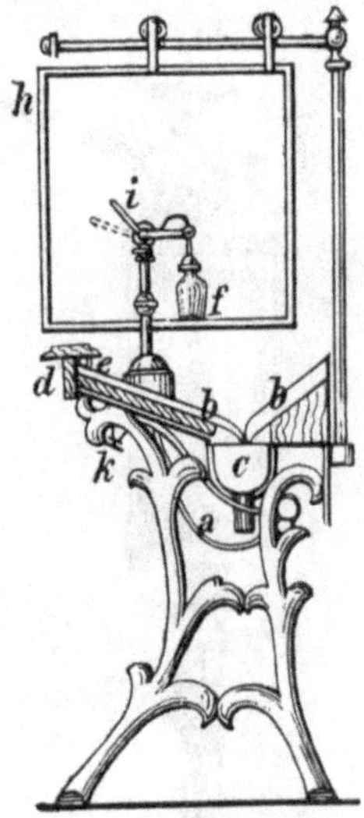

Fig. 22. Inhalationstisch im Durchschnitt.

a) Der **Apparat Duplex,** System **Göbel** (Fig. 23), wird durch Druckluft von $^3/_{10}$—$^4/_{10}$ Atmosphären betrieben, die im Fuße durch ein Rohr aufsteigt. Dieses geht sodann durch den das Mineralwasser enthaltenden Glaszylinder und endigt in dem stumpfwinklig abgebogenen Zerstäubungsrohr, in dessen Mitte innen auch das enge Ausflußrohr für die Flüssigkeit läuft. An der engen Öffnung der Spitze treffen komprimierte Luft und Flüssigkeit aufeinander, wobei letztere mit fortgerissen und zerstäubt wird. Der Apparat beruht also auf dem Prinzip von Matthieu. Das stumpfwinklige Zerstäubungsrohr ist im Kreise drehbar; es kann daher dem austretenden Strahl jede Richtung gegeben werden. Die Zerstäubung ist hierbei ziemlich grob und der Strahl sehr kräftig.

b) Der **Apparat Unikum,** von **Göbel** (Fig. 24), läßt in derselben Weise, wie der vorige, Luftstrom und Flüssigkeitsstrahl zusammentreffen bei $^3/_{10}$—$^5/_{10}$ Atm. Druck. Nur ist hier das Zerstäubungsdoppelrohr ganz kurz und verläuft gerade. Darüber ist ein viel längeres, weites und stumpfwinkliges Glasrohr gesteckt. An dessen Innenwand prallt der Zerstäubungsstrahl an, seine Kraft wird dadurch gebrochen und die gröberen Tröpfchen werden dabei teils fein verteilt, teils fließen sie in das Glasgefäß zurück. Es entsteht ein feinster milder Nebel, der durch ein besonderes Mund- oder Nasenstück inhaliert wird.

Die Temperatur der meist kühl bis lau benutzten Inhalation dieses und des vorigen Apparates wird durch die Wärme des in den Zylinder eingefüllten Mineralwassers bestimmt.

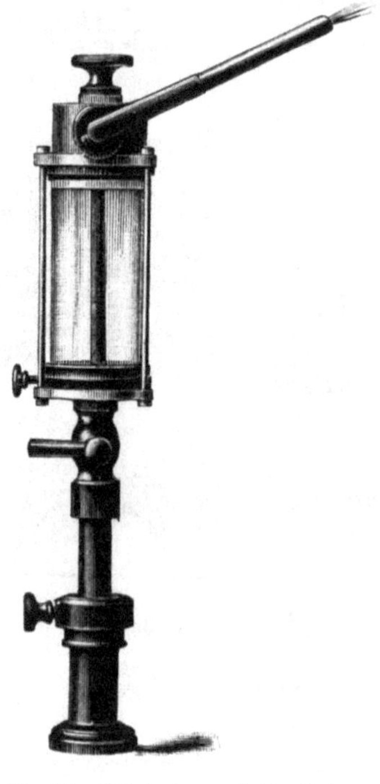

Fig. 23. Göbels Apparat „Duplex".

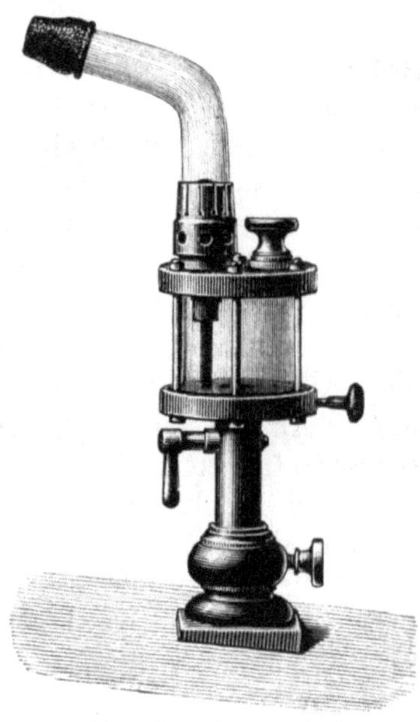

Fig. 24. Göbels Apparat „Unikum".

c) **Heyers Feinzerstäuber** (Fig. 25) beruht auf dem Prinzip von Bergsons Aspirationsröhrchen, dem Hydrokonion, und wird durch komprimierte Luft von etwa $^1/_2$ Atmosphäre betrieben. Der Flüssigkeitsstaub streicht, bevor er zur Inhalation gelangt, in einem langen auswechselbaren und durch Kochen sterilisierbaren geraden Glasrohr (a) durch einen Kessel (d) mit Wasser, dessen Wärmegrade an einem Thermometer (e) abgelesen werden können. Die Erwärmung dieses Wasserbades geschieht durch eine kleine Gasflamme. Der Apparat liefert äußerst feine Zerstäubung und gestattet die Möglichkeit sehr genauer Wärmeregulierung.

Infolge der abkühlenden Wirkung der strömenden komprimierten Luft gleicht aber die Temperatur, die das Thermometer im Wasserbad anzeigt, natürlich nicht der Wärme des Zerstäubungsnebels. Mit Rücksicht auf die praktische Benutzung sei daher folgende Tabelle Heyers wiedergegeben.

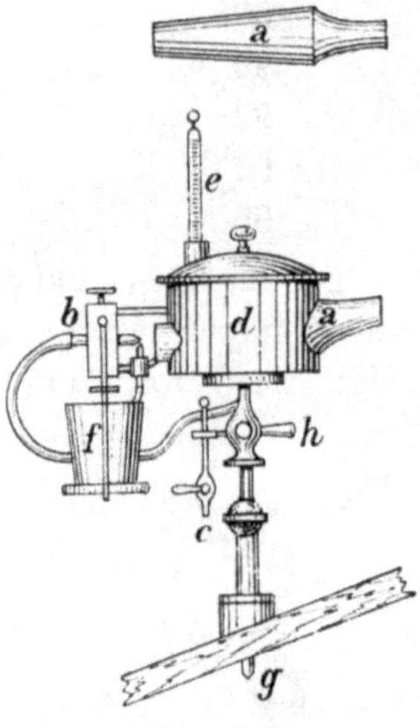

Fig. 25. Heyers Feinzerstäuber.

Zeigt das Thermometer im Wasserkessel:	so hat der Inhalationsnebel eine Temperatur von:
40 Grad C	20 Grad C
45 „ „	21 „ „
50 „ „	22 „ „
55 „ „	23 „ „
60 „ „	24 „ „
65 „ „	25 „ „
70 „ „	26 „ „
75 „ „	27 „ „
77 „ „	28 „ „
79 „ „	29 „ „
83 „ „	30 „ „
84 „ „	31 „ „
85 „ „	32 „ „
86 „ „	33 „ „
87 „ „	34 „ „

Zeigt das Thermometer im Wasserkessel:	so hat der Inhalationsnebel eine Temperatur von:
88 Grad C	35 Grad C
89 „ „	36 „ „
90 „ „	37 „ „
92 „ „	38 „ „
93 „ „	39 „ „
95 „ „	40 „ „

Die meisten anderen Apparate gestatten eine so genaue Temperaturregelung nicht. In der Praxis genügt meist die Verordnung einer „kühlen“ (= etwa 25 bis 30° C) oder „lauen“ (= 30—35° C) oder „warmen“ (= 35 bis 40° C) Inhalation.

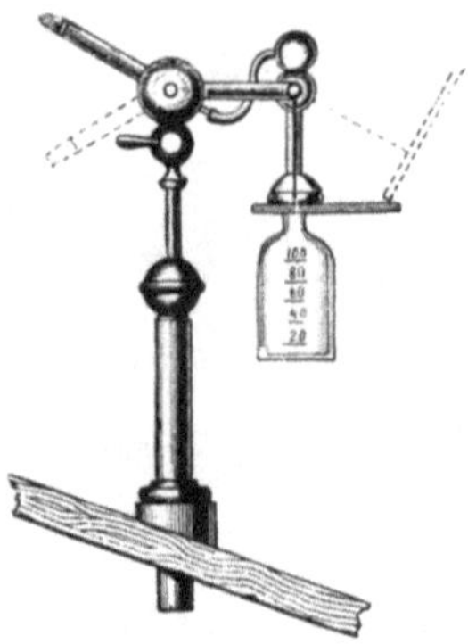

Fig. 26. Heyers Apparat „Schnitzler“.

Von den heißen und sehr heißen Inhalationen, die eine Zeitlang viel bei der Behandlung von Lungenkrankheiten von sich reden machten, ist man gänzlich abgekommen.

d) Der **Schnitzler-Apparat, Modell Heyer** (Fig. 26), beruht, ähnlich wie der unter a) beschriebene Apparat Duplex Göbels, auf dem Prinzip Matthieus und wird mit komprimierter Luft von $^1/_2$ Atmosphäre in Betrieb gesetzt, welche zunächst die Flüssigkeit aus der angehängten Flasche herausdrängt und sie dann an der Mündung der Zerstäubungsspitze kräftig zerteilt. Diese ist nach allen Seiten drehbar, die Zerstäubung selbst ist grob und kräftig und dient vorzugsweise für die Behandlung der Nase und auch des Rachens. Die Wärme der Inhalation wird durch die Temperatur der in die Flasche eingefüllten Flüssigkeit reguliert.

III. Die Anwendung der Inhalationen zu Heilzwecken.

Die Inhalationen finden ihre Verwendung zu Heilzwecken in erster Linie bei den akuten und noch häufiger bei den chronischen entzündlichen Prozessen der gesamten Atmungswege, also der Nase, des Nasenrachenraums, des Rachens und Kehlkopfs, der Luftröhre, der Bronchien und Bronchiolen bis zu den Lungenalveolen, Prozesse, die wir im allgemeinen als „Katarrhe“ zu bezeichnen pflegen. Welches System der Inhalation nun im einzelnen Fall zu wählen ist, hängt von der Art und von dem Sitz der Erkrankung ab. Um dies richtig beurteilen zu können, ist selbstverständlich zuerst eine genaue Untersuchung des Kranken erforderlich. Dadurch können viele Mißerfolge, die sonst ungerechtfertigterweise der Inhalation zugeschoben werden, verhindert werden.

Jeder beschäftigte Arzt wird Fälle erlebt haben, in denen Patienten ohne Anweisung und Untersuchung auf eigene Faust mit Inhalationen ihren „Katarrh“ behandelt haben, der sich späterhin als völlig ungeeignet dafür erwies. Ich will einige der häufigsten Beispiele anführen.

Ein „chronischer Nasenkatarrh“, ein „Stockschnupfen“, wird wochenlang vergeblich mit Inhalationen behandelt, und die spätere Untersuchung zeigt, daß Nasenpolypen oder Vergrößerungen der Nasenmuscheln vorhanden sind, oder daß Wucherungen im Nasenrachenraum die Ursache der hartnäckigen Nasenverstopfung und des eingenommenen Kopfes waren. In solchen Fällen ist es ganz sinnlos, mit einer Inhalationsbehandlung zu beginnen.

Ähnliches gilt von den Nebenhöhlen-Eiterungen. Der aus ihnen stammende eitrige Nasenfluß wird nur in vereinzelten Fällen lediglich einer Naseninhalation weichen.

Die lebhaften Beschwerden im Rachen, die durch Schwellung der sogen. Seitenstränge und Granulationen an der Hinterwand bedingt sind, können allein durch Inhalationen nicht gründlich behoben werden.

Fast noch häufiger wird in dieser Beziehung bei Heiserkeit gesündigt, wenn der Kranke die Untersuchung mit dem Kehlkopfspiegel scheut. Oft genug sieht man, wie ein Patient seine Heiserkeit, die durch einen Stimmband-Polypen oder eine sonstige Wucherung oder auch durch eine Stimmbandlähmung veranlaßt ist, ebenso konsequent wie natürlich erfolglos mit Inhalationen kurieren will. Bei bösartigen Erkrankungen gar kann unter Umständen die für die richtige Behandlung wertvollste Zeit mit solchen Versuchen vergeudet werden. In allen derartigen Fällen hat zuerst eine sachgemäße örtliche Behandlung vorauszugehen, und diese kann unter Umständen mit großem Nutzen von einer gleichzeitigen Inhalationskur unterstützt werden oder von einer solchen als Nachbehandlung gefolgt sein.

Bei sogen. „Katarrhen mit Husten" infolge von infektiösen Lungenerkrankungen oder infolge von umschriebenen entzündlichen Reizungen des Rippenfells kann eine falsch angewendete Inhalation durch die mit der vertieften Atmung verbundene Zerrung der entzündeten Teile unter Umständen direkt Schaden stiften.

Bei Entzündungen der Knorpelhaut des Kehlkopfs verbietet sich die Inhalation oft von selbst durch die Schmerzhaftigkeit der vertieften Atmung.

Immerhin bleibt für die Inhalation ein großes Gebiet der wirklichen Katarrhe, und bei der Wahl des für einen speziellen Fall passenden Inhalationsapparates müssen wir uns vergegenwärtigen, daß sie sich voneinander unterscheiden durch die mehr oder weniger große Feinheit des Flüssigkeitsstaubes, durch die Verschiedenheit des Druckes, unter dem der Flüssigkeitsstaub austritt, und durch die Möglichkeit der Temperaturregulierung. Die Apparate mit gröberer Zerstäubung und erheblicher Kraft, wie der Schnitzlersche und Göbels Duplex, bei denen neben der medikamentösen auch die grob mechanische Einwirkung der

Flüssigkeit eine Rolle spielt, sind angezeigt bei den torpiden Formen der Katarrhe, für die Affektionen, die mit Krustenbildung in der Nase oder im Nasenrachenraum einhergehen. — Daß der zu lang andauernde und zu energisch in den oberen Teil der Nase gerichtete Strahl dieser Apparate in der Nase Schmerzen und selbst Nasenbluten verursachen kann, sei hier beiläufig erwähnt.

Nasen- und Rachenkatarrhe mit akuten Reizzuständen erfordern milde Zerstäubungen.

Für die tiefer liegenden Teile der Atmungswege kommen die Apparate mit feinerer und milderer Zerstäubung in Betracht im Hinblick darauf, daß hier weniger die Eigenbewegung der zerstäubten Teilchen, als der Inspirationszug der Lunge den Flüssigkeitsnebel an den Sitz der Erkrankung bringt. Zu den milder wirkenden Apparaten, die sich für Kehlkopf, Luftröhre und die großen Bronchien eignen, gehören Göbels Unikum und Heyers Feinzerstäuber, die natürlich auch für den Rachen und nach Einschaltung eines geeigneten Ansatzstücks für die Nase Verwendung finden. Für die tiefsten Teile der Atmungswege, die feinsten Bronchialverzweigungen und die Lungenalveolen bewähren sich neben den zuletzt genannten Feinzerstäubern vor allem die Freizerstäuber von Waßmuth, Heyer, Bulling u. a., bei denen ein Eindringen der feinsten Flüssigkeitsstäubchen in die letzten Verzweigungen am leichtesten und für den Patienten am bequemsten stattfindet.

Da sich die Katarrhe durch die Menge und Art ihrer Sekretion wesentlich voneinander unterscheiden, wird man auch darauf Rücksicht zu nehmen haben. Bei zäher und trockener Sekretion sind Zerstäubungen mit stärkerer Feuchtigkeit (z. B. Heyers Freizerstäuber) am Platze, bei reichlicher, profuser Sekretion dagegen Inhalationen, die mit geringerer Feuchtigkeit verbunden sind, und die Einatmung ätherischer Mittel.

Die speziellen Inhalationsverordnungen, die sich aus den bisher dargelegten Verhältnissen ergeben, sind noch zu vervollständigen durch Vorschriften über die Dauer und Häufigkeit der Inhalationen und durch praktische Winke für den Inhalierenden, die er bei der Benutzung der Apparate zu beachten hat, und die ich zur besseren Übersicht in einem besonderen Schlußkapitel zusammengestellt habe.

Daneben werden wir aber einer Anzahl allgemeiner Vorschriften nicht entraten können, wenn anders ein Erfolg durch die Kur erzielt werden soll. Denn wir müssen uns vergegenwärtigen, daß die Inhalation in der Regel ein unterstützendes Heilmittel ist, das entweder gleichzeitig mit einer allgemeinen hygienisch-diätetischen oder Bade- und Trinkkur oder aber mit oder nach einer vorausgegangenen örtlichen Behandlung in Betracht kommt. In vielen Fällen fordert die Erkrankung eine längere oder kürzere Entfernung aus dem Beruf mit seinen Schädlichkeiten, mögen sie nun in Staub oder überhitzten Räumen oder Überarbeitung oder unregelmäßigem Leben bestehen. Auch das Aufgeben eines regen gesellschaftlichen Lebens mit ähnlichen Schädigungen, zu denen noch Alkohol und Tabak zu zählen sind, ist oft nötig. Bei der Durchführung einer Inhalationskur in der Heimat — sofern sie wegen der erforderlichen Apparate überhaupt möglich ist — sind diese Forderungen stets nur mit großer Energie und Konsequenz, oft genug aber gar nicht zu erfüllen, während beim Besuch eines passenden Kurortes diese Schwierigkeiten wenigstens leicht überwunden werden können. Daneben sind aber noch andere Faktoren zu berücksichtigen: So die Frage der Kleidung, die vor immer neuen Katarrhen schützen, dabei aber nicht verweichlichen soll, so eine eventuelle Abhärtung, um Rückfällen besser vorbeugen zu können. Von großer Wichtigkeit ist ferner die Frage der Ernährung und Verdauung: Schlecht gekaute und blähende Speisen steigern bei vielen chronischen Katarrhen durch Empordrängen des Zwerchfells und Kongestionen in den Schleimhäuten der Luftröhren und des Halses die Beschwerden der Kranken; das

Gleiche gilt in vermehrtem Maße von hartnäckiger Stuhlverstopfung und von Verdauungsstörungen mit reichlicher Gasbildung. Endlich müssen noch ursächliche oder begleitende Erkrankungen anderer Organe in den Rahmen der Behandlung gezogen werden, wobei einzelne Stoffwechselkrankheiten und vor allen Dingen die Erkrankungen des Herzens und des Kreislaufs zu berücksichtigen sind.

IV. Die Inhalationsmittel.

Aus der großen Menge der früher zur Inhalation gebräuchlichen Mittel hat sich nur eine beschränkte Anzahl dauernd bewährt, die sich übersichtlicherweise in mehrere Gruppen zusammenstellen lassen.

a) Die lösenden Mittel finden zu Inhalationen besonders häufig Verwendung. Ihre Aufgabe ist, die zähen auf den Schleimhäuten haftenden Sekrete und Borken oder auch fibrinöse Exsudate zu erweichen, zu verdünnen und zu verflüssigen, so daß sie leichter expektoriert werden können, und dann die freiliegende Schleimhaut günstig zu beeinflussen. Hierher gehören vor allem die Mineralwässer, die am Ort ihrer Quellen vielfach Veranlassung zur Errichtung von Inhalatorien gegeben haben, die aber auch sonst allenthalben, beim Apotheker oder Drogisten erhältlich, zum gedachten Zwecke Anwendung finden.

1. Kochsalzwässer, gewöhnlich in der Stärke von 1 bis 3 prozentiger Sole verwendet: Baden-Baden, Münster am Stein, Bad Nauheim, Reichenhall, Salzungen, Soden a/T., Wiesbaden und viele andere.

2. Alkalische Wässer: Bad Ems, Neuenahr, Salzbrunn, Vichy in Frankreich und andere.

3. Schwefelwässer: Aachen, Baden bei Wien und Baden in der Schweiz und andere; sie werden hierfür seltener gebraucht.

Neben den natürlichen Mineralwässern werden auch künstlich hergestellte Salzlösungen benutzt und zwar vornehmlich von Kochsalz, kohlensaurem und doppeltkohlensaurem Kalium und Natrium und ganz besonders von Salmiak, der aber außer in wässeriger Lösung auch in Dampfform bei akuten und chronischen Katarrhen sich bewährt hat.

Über das bei der Zellstoffabrikation gewonnene Präparat Lignosulfit seien an dieser Stelle einige Angaben gemacht. Man glaubte beobachtet zu haben, daß Arbeiter in Papier- und Zellulosefabriken selten an Lungentuberkulose erkranken, und daß lungenkranke Arbeiter nach längerem Aufenthalt in der Fabrik eine Abnahme der Tuberkelbazillen zeigen. Die Ursache wurde in der Einatmung schwefliger Dämpfe gesucht, und ein Nebenprodukt der Fabrikation, eine Flüssigkeit, die schweflige Säure in Verbindung mit ätherischen Ölen enthält, wurde unter dem Namen Lignosulfit in ausgedehnterem Maße zu Inhalationen benutzt. Die Verwendung geschieht in der Weise, daß in einem geschlossenen Zimmer das Lignosulfit über grüne Tannenreiser, die in einem Holzgestell von 1—1½ m Höhe eingebaut sind, wie über ein kleines Gradierwerk heruntertropft, und dadurch die Dünste des Schwefels und der ätherischen Öle der Zimmerluft beigemischt werden. — Irgendwelchen Einfluß auf eine tuberkulöse Lungenerkrankung habe ich nach diesen Inhalationen nie beobachten können, will ihnen aber eine gewisse lösende Wirkung bei Katarrhen nicht absprechen. Die immer noch häufige Anwendung des Präparats mag daher dessen Anführung hier rechtfertigen.

b) Reizmildernde Mittel: Sie dienen zur Herabsetzung des Reizes und der Schmerzhaftigkeit der entzündeten Schleimhäute und somit auch zur Linderung des Hustens, der durch entzündete und wunde Schleimhäute ausgelöst wird. Warme feuchte Wasserdämpfe vermögen allein schon reizmildernd zu wirken. Der Effekt wird verstärkt durch Zusatz von Glyzerin, Gummi arabikum oder Abkochungen von schleimhaltigen Mitteln oder durch Zerstäubung von Emulsionen von Oliven-, Mandel- oder Mohnöl.

Zu den reizmildernden Mitteln zählen ferner Kokain, Novokain, Alypin, Anästhesin und Orthoform, die in Lösung zerstäubt, häufig auch als Pulvereinblasungen benutzt werden. Sie bilden den Übergang zur Gruppe d).

c) Antiseptische Mittel: Neben ihrer antiseptischen Wirkung üben viele derselben auf die Schleimhaut auch einen Reiz zu vermehrter Absonderung aus. Die Folge davon ist, daß Fäulnis- und Zersetzungsprozesse mit ihren üblen Gerüchen, die in den Sekreten sich entwickelt haben, zum Stillstand kommen und zähe Massen leichter zur Expektoration gebracht werden. Die meisten dieser Mittel sind flüchtige Stoffe und werden als solche entweder in Form von Dünsten allein (durch die Curschmannsche Maske, Feldbauschs Naseninhalator usw.) oder zugleich mit Flüssigkeitsdämpfen eingeatmet. Hierzu eignet sich vortrefflich Sängers kleiner Apparat, ferner Göbels Apparat Unikum und Heyers Feinzerstäuber. Auch können die Dünste komprimierter Luft beigemischt werden.

Am gebräuchlichsten sind Terpentinöl, das namentlich bei Bronchialerweiterungen und Lungenbrand sich nützlich erweist, sowie das viel verwendete Latschenkieferöl oder Koniferenöl und das Eukalyptusöl, ferner Perubalsam, Thymol, auch Kreosot. Einer besonderen Beliebtheit erfreut sich das Menthol, dessen Dämpfe eine kräftige antiseptische und zugleich schmerzstillende Wirkung ausüben.

In diese Gruppe gehört noch die in wässeriger Lösung verwendete Borsäure.

d) Narkotische Mittel werden durch Zerstäubungen oder Räucherungen inhaliert. Sie wirken hustenmildernd bei Reizhusten infolge von entzündlichen oder nervösen Vorgängen, also bei Keuchhusten, Asthma und bei schmerzhaften lokalen Erkrankungen im Kehlkopf (Tuberkulose, Perichondritis).

Zu Räucherungen dienen Opium, Belladonna, Hyoszyamus, Tabak und Stramonium, das einen wesentlichen Bestandteil der sog. Asthma-Räucherpulver und Asthma-Zigaretten bildet.

Zerstäubt werden neben den beiden erstgenannten Mitteln die Brompräparate, Bromkalium und Bromnatrium, und Kirschlorbeer. Kokain, Alypin und Novokain, Orthoform und Anästhesin wurden bereits unter b) erwähnt.

Direkt eingeatmet wird das Amylnitrit, das bei Herzasthma und gelegentlich bei Migräne Verwendung findet.

Chloroformdünste kommen bei der eigentlichen Inhalationstherapie kaum noch in Betracht.

e) Adstringierende Mittel wirken durch ihre Wasser entziehenden und austrocknenden oder ihre Gefäßverengernden Eigenschaften. Dadurch kommt es zu einer Verminderung der Sekretion, zu einer Abnahme des Blutgehalts und einer Abschwellung oder Zusammenziehung der Schleimhaut, so daß selbst oberflächliche Blutungen gestillt werden können. Die alten Mittel Tannin und Alaun wirken bei akuten Katarrhen reizend, werden aber bei chronischen Katarrhen zu Inhalationen immer noch vielfach benutzt. Chlorzink ist in schwacher (1 prozentiger) Lösung ein vorzügliches Adstringens zur Inhalation, in starker Lösung wirkt es aber ätzend. Eisenchlorid sollte zu Inhalationen in der Tiefe überhaupt nicht mehr, sondern höchstens im Notfalle zur örtlichen Blutstillung in den oberen Luftwegen verwendet werden.

Eine vortreffliche Wirkung durch Blutgefäßverengerung üben die neuerdings unter verschiedenen Namen in den Handel gelangten Nebennierenpräparate (Adrenalin, Suprarenin, Epirenan, Ischämin, Renoform) aus. Sie finden deshalb bei akuten Katarrhen und Blutungen in den oberen Luftwegen eine zunehmende Verwendung und zwar sowohl in Lösungen zur Inhalation und zur örtlichen Bepinselung, wie in Pulvermischungen.

V. Die Sauerstoffeinatmung.

Von Gasen, die zu Heilzwecken eingeatmet werden, kommt fast ausschließlich der Sauerstoff, selten noch Stickstoff, in Betracht.

Zur bequemen Einatmung des Sauerstoffs dient im Inhalatorium ein von Heyer konstruierter Apparat (Fig. 27). Das Gas wird aus eisernen Flaschen, die wie Kohlensäureflaschen im Handel sind, durch ein Reduzierventil in einen Gasometer geleitet und gelangt von hier durch eine Schlauchleitung zu einer Gasuhr (m), die die verbrauchte Menge genau angibt, und dann zu einem Mischapparat (e), in dem der Sauerstoff in beliebigem Verhältnis mit der äußeren Luft gemischt werden kann. Von da führt die Schlauchleitung zum Mundstück, und von diesem geht der Ausatmungsschlauch zurück. Durch eine vom Patienten leicht zu handhabende Schieberstellung wird für die Einatmung die Sauerstoffzuleitung,

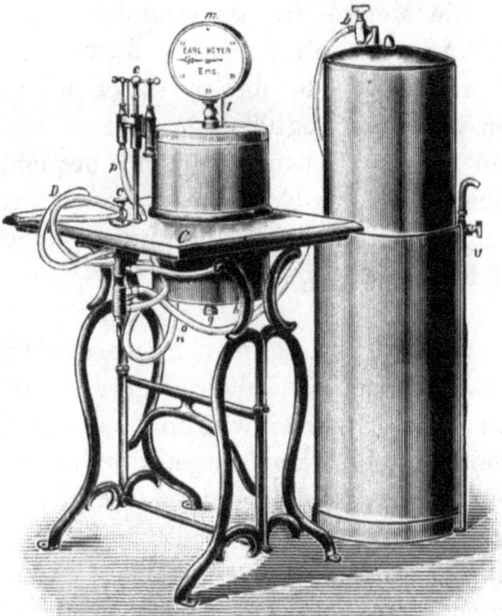

Fig. 27. Heyers Sauerstoff-Inhalations-Apparat.

für die Ausatmung der frei in die Außenluft mündende Schlauch mit dem Mund in Verbindung gesetzt, so daß also die verbrauchte Luft von der Einatmungsluft getrennt abgeleitet wird. Gewöhnlich werden für eine Sitzung 20 Liter Sauerstoff verwendet und diesen 25—50 Prozent gewöhnlicher Luft beigemischt.

Zur Verwendung der Sauerstoffeinatmungen außerhalb eines Inhalatoriums mit entsprechender Ausrüstung, sei es am Krankenbett, im Hause oder an einer Unfallstelle dienen die jetzt in den Apotheken leihweise erhältlichen luftdichten Ballons aus Gummistoff, welche etwa 30 Liter Sauerstoff fassen. Sie sind mit Atmungsschlauch, Hahn und Mundstück versehen und leicht transportabel. Bei den einfachen Mundstücken muß, da nur eine Zuleitung vorhanden ist, durch den Mund ein- und durch die Nase ausgeatmet werden. Mundstücke mit Doppelventilen gestatten eine gewöhnliche Ein- und Ausatmung durch Nase oder Mund. Die Menge des austretenden Sauerstoffs wird durch die Stellung des Hahns sowie durch Druck mit der Hand auf den Ballon, oder besser durch allmähliches Zusammenrollen desselben reguliert.

Einen in einem „Rettungskasten" bequem tragbaren Sauerstoffapparat, der gleichzeitig zur Sauerstoffzufuhr und zur Anstellung der künstlichen Atmung dient und der deshalb speziell für Unfälle geeignet ist, hat neuerdings Brat konstruiert.

Die günstige Wirkung der Sauerstoffeinatmung beruht weniger in einem örtlichen Einfluß auf die Atmungsorgane als in einer Allgemeinwirkung auf den Organismus. Sie ist unzweifelhaft bei Vergiftungen durch Kohlenoxyd und Rauch, durch Anilin und Morphium, bei Ertrunkenen und bei Erkrankungen in verdünnter Luft (Luftballonfahrten), weil mit ihrer Hilfe eine künstliche Atmung herbeigeführt werden kann. Sie kann nach Zuntz lebensrettend wirken in Fällen, in denen der Hämoglobingehalt des Blutes so gering geworden ist, daß er zur Deckung des normalen Bedarfs der Gewebe nicht mehr ausreicht. Erheblich nützen und lindern kann sie, wenn bei zu flacher Atmung der Lunge nicht genügend Luft zugeführt wird, und wenn durch mechanische Hindernisse, z. B. Geschwülste oder Verengerungen in den größeren Luftbahnen, der Luftzutritt zu den feineren Verzweigungen der Bronchien und zu den Lungenalveolen beschränkt ist. Im übrigen wird aber unter den Ärzten der eigentliche Heilwert der Sauerstoffeinatmung noch recht verschieden beurteilt. Nach meinen Erfahrungen lindert sie vielfach die Beschwerden bei quälender Kurzatmigkeit aus verschiedenen Ursachen und nützt, indem sie den Kranken über die kritischen Anfälle leichter hinweghilft, mittelbar dadurch, daß Kräfte gespart werden und das Herz entlastet wird. Speziell habe ich gute Erfolge bei akuter Lungenentzündung gesehen und nach stärkeren Lungenblutungen, bei denen ein größerer oder geringerer Teil der Lunge von Blut überschwemmt war, und wobei die Kranken immer wieder nach dem Sauerstoff verlangten. Gleiche Resultate sollte man bei den akuten Katarrhen und den emphysematösen Beschwerden alter Leute erwarten. Bei Bleichsucht, Leukämie und Zuckerkrankheit ist die Wirkung höchst zweifelhaft.

VI. Gradierwerke.

Viele Kurorte mit Solquellen, die zur Salzgewinnung ausgenutzt werden, besitzen Gradierwerke, die auch zu Inhalationen zweckmäßigerweise verwendet werden können. Diese Art der Inhalation soll daher auch hier besprochen werden.

Die für Heilzwecke am besten eingerichtete Gradieranlage, verbunden mit anderen Inhalationsvorrichtungen, besitzt das kleine Thüringer Solbad Salzungen. Außerdem befinden sich Gradierwerke in Kissingen, Kösen, Reichenhall, Münster am Stein, Orb und an anderen Plätzen; auch Bad Nauheim hat große Gradierwerke. Die außerhalb der Stadt gelegenen dienen der Salzgewinnung und den Heilzwecken, vornehmlich diesen noch ein kleineres mit gedecktem Umgang, das unmittelbar neben dem Inhalationsgebäude errichtet ist.

Die aus der Erde kommende Sole wird durch Pumpwerke auf hohe Balkengerüste gehoben und rieselt dann über die in die Gerüste eingebauten Reisigbündel in zahllosen Tropfen herunter in große Becken, aus denen sie wieder in die Höhe gepumpt wird, um über andere Gradierwerke geleitet zu werden. Dadurch findet eine erhebliche Wasserverdunstung statt, die Kohlensäure entweicht und die Sole wird konzentrierter. Durch das Auffallen der Soletropfen von Reisig zu Reisig und durch die Windbewegung erfolgt aber auch eine erhebliche Zerstäubung derselben unter reichlicher Ozonentwicklung, so daß man auf dem das Gradierwerk umgebenden Promenadegang und den benachbarten Bänken und Strandkörben eine mit feinen Salzteilchen geschwängerte ozonreiche Luft einatmet, die an den Aufenthalt an der See erinnert. Ihre erfrischende Kühle und Feuchtigkeit ist namentlich an heißen und trockenen Tagen überaus wohltuend, und Patienten mit chronischen Katarrhen der Luftwege empfinden diese Art der Inhalation als lindernd und schleimlösend bei zäher Sekretion.

Die Verarbeitung der Sole geschieht in Bad Nauheim, wo große Salzmengen gewonnen werden, folgendermaßen (und ähnlich an anderen Plätzen mit Kochsalzquellen): Das etwa 3 % Salz enthaltende Thermalwasser wird mehrmals, je nach der Witterung ungefähr 7—12 mal, über verschiedene Gradierwerke geleitet, bis es durch Verdunstung einen Salzgehalt von 16 bis 18 bis durchschnittlich 22 % erreicht hat. Unter günstigen Verhältnissen kommt es sogar bis auf 25 %. Außerdem fallen dabei infolge der Verdunstung und des bei der Gradierung vor sich gehenden Entweichens der Kohlensäure die schwer löslichen und die nur in kohlensaurem Wasser löslichen Salze aus. Dies sind vorzugsweise die Eisen- und Kalksalze, die sich auf den Reisern niederschlagen und sie „versteinern“.

Die starke Sole kommt dann in die Sudhäuser und wird dort in großen Pfannen über starkem Feuer eingesotten. Am dritten und vierten Tag des Siedens wird das inzwischen ausgefallene Salz zum ersten Male ausgeschöpft und dann in unten zugespitzten Körben in heißem Raume getrocknet. Dies ist das Koch- und Tafelsalz. Am fünften Tage wird das Viehsalz ausgeschöpft, und dann die zurückbleibende 32 prozentige Mutterlauge in besonderen Pfannen gesammelt und weiter eingesotten bis auf 50 %. Darnach wird das als Badesalz II bezeichnete Produkt, welches auch als Eissalz in Konditoreien Verwendung findet, gewonnen. Es kommt in Säcken zur Versendung. Die nun noch zurückbleibende Mutterlauge kommt zu Badezwecken in Gebrauch oder wird noch weiter eingedickt zum Badesalz I, das als braune Masse in Kisten, Fässern oder Blechbüchsen zum Versand kommt.

Analysen:	Badesalz I	Flüssige Mutterlauge	Badesalz II
	enthalten auf je 100 g ungefähr:		
Chlornatrium (Kochsalz)	3 g	0,5 g	55 g
Chlorkalzium	40 „	31 „	6 „
Chlorkalium	6 „	2 „	20 „
Chlorlithium	0,4 „	1,5 „	0,2 „
Chlormagnesium	8 „	4 „	2,5 „
Wasser	39 „	58 „	15 „

neben anderen Verbindungen von Brom, Caesium, Strontium usw.

Die Verdampfung erfolgt in den älteren Anlagen auf großem Feuer. Für neuere Anlagen dürften zur besseren Ausnutzung des Heizmaterials Vakuum-Apparate zum Abdampfen bei niederer Temperatur sich zweckmäßig verwenden lassen, wie sie zum Beispiel in Zuckerfabriken zur Eindickung des Rübensaftes und auch in Pastillenfabriken schon benutzt werden. Dann würde sich event. auch der Abdampf anderer maschineller Anlagen verwenden lassen und so an Heizmaterial gespart werden können.

Praktische Winke für Patienten beim Gebrauch von pneumatischen und Inhalations-Kuren.

Der sinnreichste und vollkommenste Apparat verfehlt seinen Zweck, wenn er in falscher Weise oder am unrechten Platze angewendet wird. Dieser allgemeine Satz gilt in besonderem Maße für den Gebrauch der pneumatischen und Inhalationsapparate, und viele Klagen von Patienten über unbefriedigenden Erfolg einer pneumatischen oder Inhalierkur haben lediglich in falscher Methode ihren Grund. Es seien daher im nachfolgenden in Kürze und übersichtlich die allgemeinen Punkte festgelegt, die zu beachten von Wichtigkeit für den Patienten ist, sofern nicht im einzelnen Fall spezielle davon abweichende ärztliche Vorschriften gegeben sind.

Vor Beginn der Kur lasse der Patient von seinem Arzt die Atmungswege untersuchen, um die seinem Zustand entsprechende Anweisung zu erhalten. Gelegentliche Kontrolle im Verlauf der Kur ist zweckmäßig.

A) Allgemeine Regeln, welche für sämtliche Inhalationen Gültigkeit haben.

1. Eigentlich selbstverständlich, aber wie die Erfahrung immer wieder beweist nicht überflüssig, ausdrücklich zu betonen ist, daß beengende Kleidungsstücke schädlich sind. Das gilt in erster Linie vom engen Korsett, ebenso aber auch vom stark anschließenden hohen Halskragen.

2. Man beginne nicht in erhitztem oder ermüdetem Zustand mit der Einatmung, sondern in möglichster Ruhe.

3. Man vermeide während derselben möglichst das Sprechen, besonders aber nachher hüte man sich, wenigstens $^1/_2$ Stunde lang vor längerem Sprechen und vor der Einatmung kalter Luft. Man warte also bei ungünstiger Witterung solange im gleichmäßig temperierten Warteraum oder halte sich im Freien ein Tuch vor den Mund. Nach Inhalationen zur Behandlung von Katarrhen der oberen Luftwege enthalte man sich auch des Rauchens und nehme keine reizenden und sehr heißen Speisen oder sehr kalte Getränke zu sich.

4. Nach größeren Mahlzeiten warte man ungefähr zwei Stunden bevor man inhaliert. Übles Befinden und sogar Erbrechen kann die Folge des Nichtbeachtens dieser Regel sein.

B) Spezielle Regeln für einzelne Apparate.

I. Für den aktiven pneumatischen Apparat ist speziell noch folgendes zu beachten:

1. Durch das Mundstück muß eine vollständig luftdichte Verbindung zwischen Apparat und Mund hergestellt werden. Andernfalls findet sofort ein Ausgleich der relativ geringen Differenz des Druckes zwischen der Außenluft und der Luft im Apparate statt, und die ganze Übung hat dann nur noch den Zweck einer einfachen Atemgymnastik. Sowohl die Metallmasken mit elastischem Gummiwulst, welche am Gesicht angedrückt werden, wie die Mundstücke aus Bein oder Zelluloid in Form abgeplatteter Röhren mit einer ovalen Endplatte, die zwischen Lippen und Zahnreihen zu liegen kommt, gestatten bei einiger Achtsamkeit einen vollkommenen Abschluß. Einfache runde oder abgeplattete röhrenförmige Mundstücke ohne Endplatte sind unzweckmäßig, da sie eine ermüdende Mundstellung erfordern.

2. Man denke daran auch wirklich zu atmen und zwar durch den Mund und halte nicht etwa den Atem an. Die mit der Hand vorzunehmende Stellung des Atemventils geschehe gleichmäßig und ruhig, wie die At-

mung. Anfängliche Schwierigkeiten im Tempo werden in kurzer Zeit durch Übung überwunden.

3. Man atme langsam mit Rücksicht darauf, daß infolge der Ausdehnung des Brustkorbs bei der Einatmung erst etwa eine Sekunde nach dem Beginn des Atemzugs der gewünschte Überdruck eintritt, und daß umgekehrt bei der Ausatmung der gewünschte Unterdruck infolge des Zusammensinkens des Brustkorbs auch erst nach einer kleinen Zeitspanne in Wirkung treten kann.

4. Man setze im Beginn der Übung öfter ab und mache eine Pause, da sonst bei vielen Patienten leicht Schwindel eintritt. Zuerst möge man nach 5—10 Atemzügen absetzen, nachher bei größerer Übung atme man 3—5—10 Minuten bis zu einer halben Stunde im Maximum.

II. Für den passiven pneumatischen Apparat ist die Beachtung spezieller Regeln seitens des Patienten kaum erforderlich. Er kann sich während der Sitzung in der Kammer ruhig mit Lektüre beschäftigen, vermeide aber bei etwaigem Schreiben oder Handarbeiten mit zusammengepreßtem, die freie Atmung hemmendem Brustkorb dazusitzen.

Viele Patienten nehmen während der Sitzung gern Watte in die Ohren in der Absicht, die eigentümlich drückende Empfindung auf das Gehörorgan zu lindern. Erforderlich ist dies nicht. Der Ausgleich des Druckunterschieds zwischen der Luft im Mittelohr und der Umgebung geschieht, wenn keine hindernde Tubenerkrankung vorliegt, die eventuell noch weitere Behandlung verlangt, meist leicht während einiger Schluckbewegungen oder auch durch den sogenannten Valsalvaschen Versuch (Pressen bei zugehaltener Nase und geschlossenem Mund).

Bei etwa eintretendem Unwohlsein kann man mit Unterstützung der von außen die Aufsicht führenden Person durch die eingeschaltete Vorkammer den Raum in kurzer Zeit verlassen.

III. Für die Inhalationen mittels der freizerstäubenden Apparate gelten in erster Linie die angegebenen allgemeinen Regeln. Im Speziellen sei bemerkt, daß ein ruhiges gleichmäßiges Atmen erforderlich ist, welches wohl eine leichte Lektüre gestattet, während Handarbeiten, die ein Zusammendrücken des Brustkorbs durch Vorwärtsbeugen bedingen, ebenso wie das Schreiben, ein unzweckmäßiger Zeitvertreib sind. Die Dauer der Sitzungen beträgt $^1/_2$—$^3/_4$—1 Stunde; man beginne mit nicht zu langen Sitzungen. Zum Schutz der Kleidung gegen die Feuchtigkeit empfiehlt sich die Benutzung eines Schutzmantels, eventuell auch zum Schutz der Haare der Gebrauch einer Kapuze. Dies gilt namentlich für Damen, da Salzwasser schwer trocknet und die Haare leicht klebrig macht.

IV. An den Einzelapparaten sind, außer den ganz besonders zu berücksichtigenden angeführten allgemeinen Regeln, noch folgende spezielle Punkte zu beachten:

a) Bei den Inhalationen durch den Mund wird der Oberkörper leicht nach vorn und der Kopf etwas zurück gebeugt, damit der Winkel, den die Längsachse der Mundhöhle und die Richtung der Luftröhre und des Kehlkopfs miteinander bilden, sich abflacht. Der Mund wird weit geöffnet und bis an die Öffnung des Glaszylinders oder des Mundstücks gebracht. Übt bei dieser Stellung des Mundes der Zerstäubungsstrahl einen zu heftigen Reiz aus, so hält man den Mund etwas weiter vom Apparat entfernt. Die Zunge liegt dabei entweder ganz flach auf dem Boden der Mundhöhle, so daß die Zungenspitze die Reihe der unteren Schneidezähne berührt, oder sie wird halb vorgestreckt. Sehr widerspenstige dicke Zungen, die sich bei der Inhalation so bäumen, daß ihr Rücken stets den Gaumen berührt und somit eine Atmung durch den Mund unmöglich macht, müssen in ein Tuch eingeschlagen und mit der Hand weit herausgezogen werden. Durch den Zug legt sich dann die Zunge flacher, außerdem wird auch der Kehldeckel mehr aufgerichtet, und somit die Zuführung zum Kehlkopf erweitert. Freilich ist diese Haltung recht unbequem und ermüdend.

Man atme während der Inhalation gleichmäßig tief. Dauer der Inhalation gewöhnlich 15—30 Minuten, wobei namentlich im Beginn der Kur ab und zu eine kleine Pause eingeschoben wird, damit nicht Ermüdung oder gar Schwindel eintritt.

b) Bei der Inhalation durch die Nase wird der Kopf in der Regel leicht nach vorn übergebeugt. Zur Einatmung werden besondere Nasenansätze auf die Apparate gesteckt, die je nach der verwendeten Art in die Nasenlöcher eingeführt oder an sie angelegt werden. Sehr bequem sind schaufelartige Zelluloidansätze, die unter der Nase einfach anliegen.

Der Zerstäubungsstrom wird so gerichtet, daß er von vorn nach hinten möglichst parallel dem Nasenboden streicht. Zu weit nach oben gerichtete Inhalationen sind namentlich bei den Apparaten mit kräftigem Strahl schmerzhaft.

Während der Naseninhalation an kräftig wirkenden Apparaten atme man ruhig durch den geöffneten Mund; bei ganz milden Zerstäubern ist das Einatmen durch die Nase und Ausatmen durch den Mund angängig. Sprechen und namentlich Schlucken vermeide man dabei durchaus. Im Falle der Ermüdung oder bei dringendem Schluckbedürfnis pausiere man eine kurze Zeit. Nach der Inhalation vermeide man 20—30 Minuten lang die Nase energisch zu putzen (auszuschnauben), weil die im Nasenrachenraum zurückbleibende Flüssigkeit durch den dabei entstehenden erhöhten Druck leicht in die Eustachische Röhre geschleudert wird, wodurch Entzündungen und Ohrenschmerzen entstehen können. Das in der Nase zurückgebliebene Wasser lasse man durch Vorbeugen des Kopfes auslaufen, blase die Nase höchstens leicht durch und wische sie einfach ab.

V. Für die Sauerstoffeinatmung am Heyerschen

Apparat sind langsame und tiefe Atemzüge auszuführen und die Stellungen des Atmungsventils im entsprechenden Tempo vorzunehmen; sonst sind spezielle Winke kaum erforderlich. Bei Benutzung der transportablen Ballons mit einfachem Mundstück ohne Doppelventil suche man durch den Mund ein- und durch die Nase auszuatmen, damit die verbrauchte Luft nicht in den Ballon zurücktritt. Während am feststehenden Heyerschen Apparat der Gasaustritt durch das Gewicht des Gasometers veranlaßt und mit der Hand durch die Stellung des Atemventils reguliert wird, muß beim einfachen transportablen Gummiballon der Hahn allmählich weiter geöffnet werden, so daß das Gas langsam ausströmt, und bei sinkendem Druck durch Auflegen der Hand oder Zusammenrollen des Ballons vom Pflegepersonal nachgeholfen werden.

VI. Für den Aufenthalt an den Gradierwerken ist wichtig zu erinnern, daß infolge der Verdunstung die Temperatur daselbst erheblich kühler ist, als in der weiteren Umgebung, so daß man also hier von einer warmen Bedeckung, Plaid oder Überzieher, eher Gebrauch machen wird. Bei naßkalter Witterung ist der Aufenthalt an denselben direkt unangenehm und zu Erkältung und Rheumatismus neigenden Kranken zu widerraten.

An den großen, der Salzgewinnung dienenden Gradierwerken rieselt die Sole stets an der dem Wind zugekehrten Seite herunter, die Zerstäubung ist also hier am stärksten und noch in einer gewissen Entfernung von den Gradierwerken bemerkbar.

FSC
www.fsc.org
MIX
Papier | Fördert gute Waldnutzung
FSC® C083411

Zeitfracht Medien GmbH
Ferdinand-Jühlke-Straße 7
99095 Erfurt, Deutschland
produktsicherheit@kolibri360.de